人は愛するに足り、
真心は信ずるに足る

中村　哲

人は愛するに足り、真心は信ずるに足る

アフガンとの約束

澤地久枝〈聞き手〉

岩波書店

はじめに

アフガニスタンで千を越す井戸を掘った中村哲医師のことは、ずっと気になっていた。それで、二〇〇六年の夏、長野市の日本母親大会に招かれ、分科会の講師に中村先生がおられるのを知って、「お目にかかりたい」と連絡をとった。

「またお会いしましょう。今日は失礼します」と書かれた名刺をスタッフから渡されて、私は一瞬とまどった。ひどく暑い日だった。役目を終えて、早くも別の場所へ急行されたらしい。なかなかきびしいスケジュールの人、という第一印象、同時に、そんな無理をつづけていたら、いのちが危いじゃないかと本気で思った。

ペシャワール会の会員になり、わずかながら寄付もした。それは異国での医療行為の延長として、アフガニスタンに井戸を掘り、今や灌漑用水路の建設に挺身する「医師」の行動に心を動かされ、深い敬意をいだいたからだった。

なにか役にたちたい、そう私は考え、思案の末にゆきついたのは、中村先生の本を作り、その本がよく売れるようにつとめ(これが問題だが)、得られる印税によって先生を若干なりと助けること。マスメディアが「医師中村哲の事業」に目を向けるきっかけにもなる本をという、いささか手前勝手という以上の考えだった。私は自分のために名前を売るとか、大きなおカネを得るとか、そういう目的で努力するのはひどく苦痛で、絶対にやりたくない。やったこともない。

しかし「このこと、この人のため」と思いこんだら、少々の苦労や恥など私にはなんでもなくなる。「奇人」と人は言うかも知れないが。

しかし、編集者に計画を話し、出版元もきまったが、中村先生はなかなかつかまらなかった。「月光仮面」を知っている人は、かなりのご年配であろう。あの歌の文句のように、全国をとび歩き、気がつけばパキスタンのペシャワールかアフガニスタン国内のジャララバードに帰っている。

著書は多いが、私生活についてはまったく語ろうとしない……。

ホテルの一室でやっとお目にかかれたのは、二〇〇八年八月十一日の午後。

小柄な、やわらかい物腰、静かな声でゆっくり話す人であった。

目次

Ⅲ　パシュトゥンの村々 119

Ⅳ　やすらぎと喜び 175

〈協力＝ＲＫＢ毎日放送〉

I

高山と虫に魅せられて

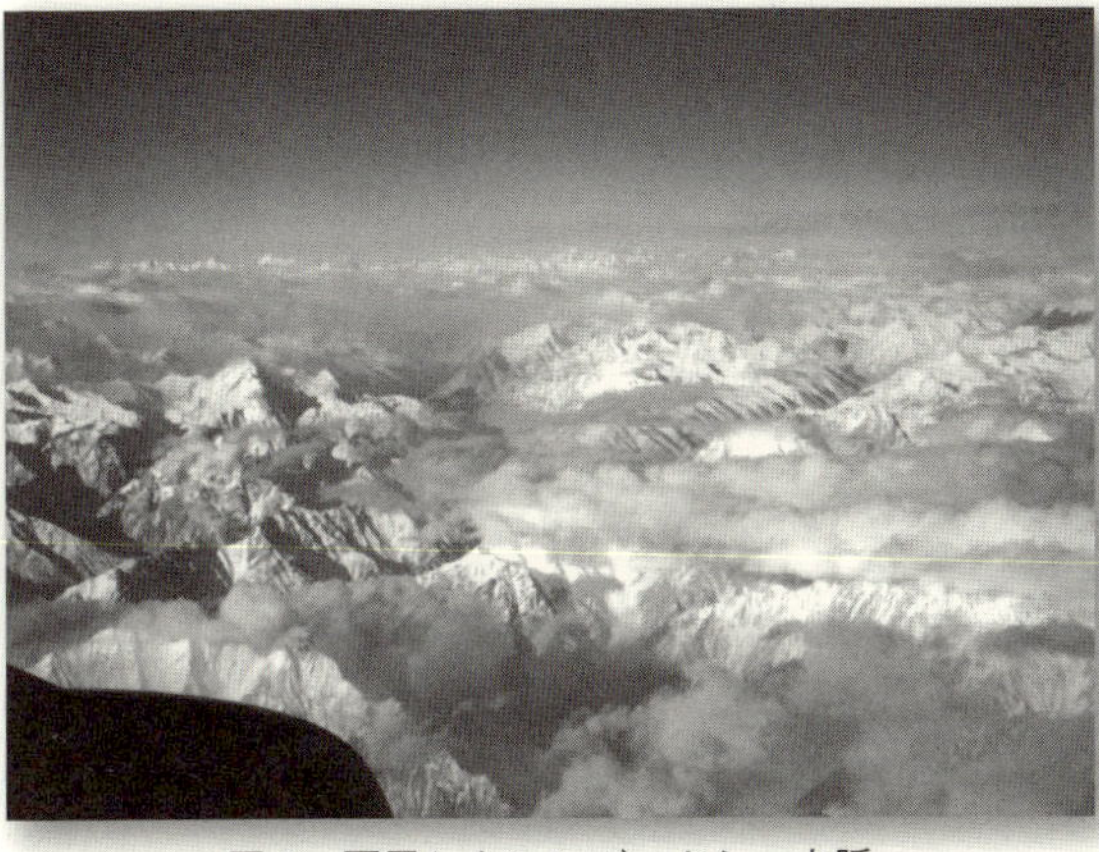

図 1　冠雪したヒンズークシュ山脈

ペシャワールとの縁

澤地　きょうは、「中村哲――のこす言葉」という仮のタイトルを考えてきました。遺言という意味ではなくて、語り伝えるという意味の「のこす言葉」です。
　高校生ぐらいの人たちが読んで、わかるようなお話を聞かせてください。それは大人にもちょうどいいというくらいに、読書レベルが下がってきているんです(笑)。

中村　そうだと思います。

澤地　そんな気持ちでお話をうかがいたいと思っています。
　山がお好きだったんですか。

中村　そうですね。自分は、山の前は虫が好きで……。

澤地　蝶々がお好きですって?

中村　蝶だけではなく、昆虫一般ですね。虫が好きで、そのために山に登ることが楽しくなったんですね。

澤地　それは、先生の心臓や肺がかなり強いということですか。

中村　強くなったんだと思います。子どものときは、むしろ病弱だといわれていたので、趣味のおかげで強くなったといいますか……。

澤地　山へ行かれるようになって、それがやがてペシャワールでの仕事に結びついていくことになりますが、行かれたのは、ずいぶん高い山ですよね。

中村　ええ。ヒンズークシュ山脈といって、アフガニスタンとパキスタンにまたがってある山です。最高峰のティリチ・ミールが七千七百メートルですから、ずいぶん高いですね。

澤地　はじめは福岡登高会の同行医師、そして一度ならず行ってらっしゃいますね。

中村　ええ。もうとり憑かれたように行きました。

澤地　高い山へ行って、いろいろな虫に出会われたんですか。

中村　ええ。憧れの虫にもたくさん出会えました。

ファーブルのような暮しが夢だったという中村医師が、遠いパキスタン、アフガニスタンの人々の命のために、二十五年に及ぶ現地生活をつづけることになった背景。現在に至るまでの遍歴には、静かだが劇的なものがある。

しかし御当人は、苦労話や愚痴には縁のない、さらりとしたお人柄だ。私自身はこの五年ほど、全国へ出かけ、かつてなく多くの人に会った。そして気がつけば、親しくなった相手は、中村哲医師への関心、支援の意志をもつ人であることに驚かされた。乗り出すように中村医師の近況と水路建設のすすみ具合を語り、「ペシャワール会の会員です」という、年齢も性別もこえた人たちが全国にいた。

医師として、医業にいかに献身してもむなしい答しかない現実。原因をのぞかねば救えない命の数々。死の跳梁《ちょうりょう》を手をつかねて見ていることができず、ついには、沙漠化するアフガニスタンの大地に水をもたらすべく、水路建設に率先してとりくむことになった医師の奮闘に、多くの日本人が共感し、事業資金を寄せてきた事実を私は知った。

ペシャワールは、アフガニスタンとの国境ぞいの町。そして「ペシャワール会」のきまり。

〈中村医師のパキスタン・アフガニスタンでの医療活動を支援する目的で結成されたのがペシャワール会です。現在、福岡市に事務局を置いて会報の発行を通して情宣・募金活動ならびにワーカーの現地派遣等を行っております〉

福岡県大牟田の勤務医であった中村医師に「日本キリスト教海外医療協力会」(JOCS)からパキスタン勤務の話がもちこまれたのは、一九八二年。青年医師といいたい風貌の医師には、七歳年下の妻、二人の子ども(二歳と零歳)があった。

任期はまず三年。ふつうならためらうところを、思案ののち引き受ける気になる。

この年、ペシャワール・ミッション病院の下見にゆき、同地のハンセン病の実情にふれる。数の把握も確かでない患者に対して、既存の病院には十二床のベッドしかない。任務は医療一般であったはずが、えらびようもなくハンセン病の医師となる前途が待ちかまえていた。

八三年九月、親しい友人知己により、中村医師の支援団体NGO「ペシャワール会」発足。現在に至る。英語習得の語学留学、国立療養所邑久光明園の実地研修、リバプール熱帯医学校などで学ぶ準備ののち、八四年五月、中村医師はまず一人でペシャワールに赴任。公用語のウルドゥ語学校で学ぶ。一方、実情をつきとめようと孤立した山岳地帯のハンセン病患者を訪ねて猛烈に動きまわり、過労から急性肝炎で倒れるに至った。

その年末、家族を呼び寄せるべく帰国。八五年一月、家族とともにペシャワール生活がはじまる。ソ連軍のアフガン侵攻のさなかであり、パキスタンへ逃れてきた難民中、数百名が一夜で凍死する事件にも出会う。

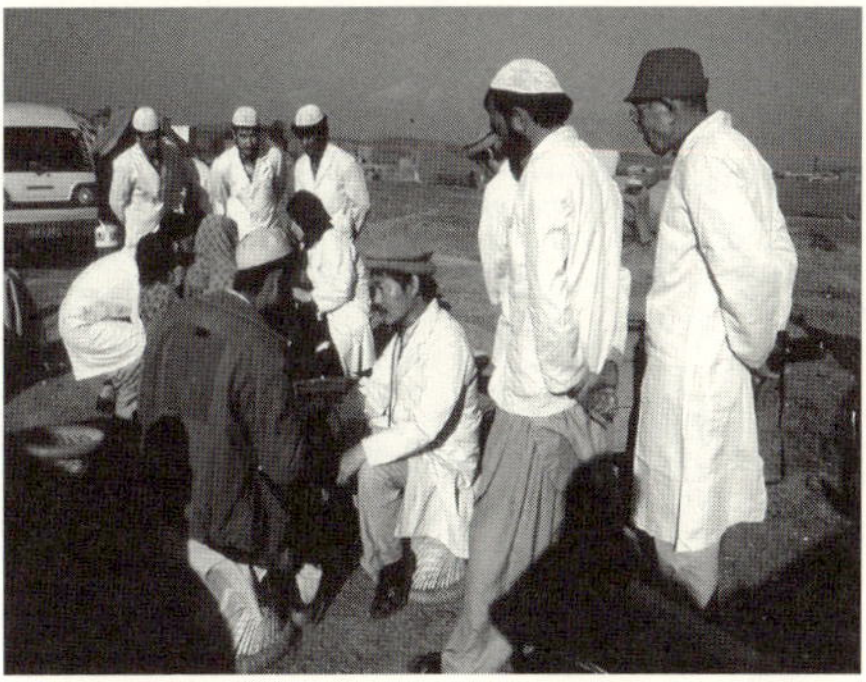
図2　難民キャンプで診療にあたる中村医師

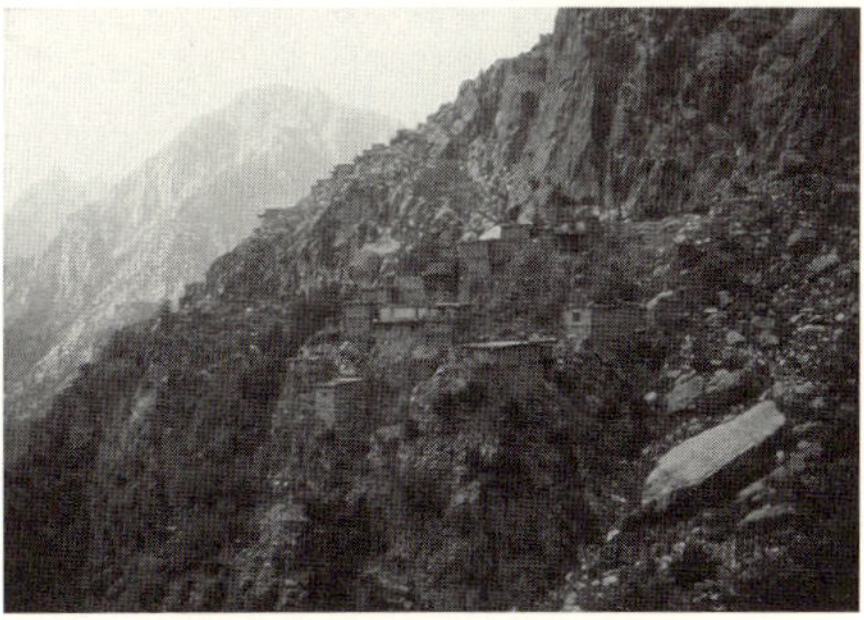
図3　急峻な山岳地帯の集落

診療を受けにくる者の過半は、アフガンからの難民であった。ハンセン病だけではなく、すべての患者に対応しなければならない。病院の設備はゼロ以下で、消毒の習慣さえなく、ガーゼの消毒は、オーブンで焼いて焦《こ》げ目がついたものを使うところから出発した。医療の手ののびていない土地への関心は、アフガンに診療所をという方向へ中村医師を押しやる。

求められていながら、誰も行く医師のいない場所があれば、そこへゆく。なすべきことを誰もなさなければそれをやる。それがこの二十五年間ゆるがない中村哲の流儀であり、たとえば三千メートル級の山岳地帯の小村を訪ねて難路をよじのぼり、はじめて馬にも乗った。

ウルドゥ語のほか、パシュトゥ語も習得して、現地の人たちのなかへ入りこんでゆく。そのはじまりに、山の魅力と昆虫たちがかかわっていた。

二十五年たって振り返り、中村医師が「運命」とよぶ人生がはじまった。

澤地　お医者様が山に行かれるというのは、山は危険と隣り合わせのような気がするから、不思議な気がしますけれども。

中村　医者もいろいろで、けっこう登山家に近いのがいましたね。特に外科医には、多かったですね。やっぱり、積極的な人、アクティブな人は、職業と山登りを両立させていましたね。

澤地　大学時代にも山へ行かれたんですか。

中村　大学時代は、いわゆる登山ではなくて、虫を求めて九州の山を転々としていました。

澤地　非常に心を許していた、親しい若いお友だちが交通事故に遭われた……。

中村　ああ、後藤君ですね。

澤地　その人は、パキスタンへ行く気持ちをもっていたのですか。

中村　ええ。彼も、思うところがあったんでしょうね。向こうに行って、何か役に立ちたいという気持ちをもっていました。彼は、焼き物が好きで、その技術が向こうで役に立たないかと、どこかの窯元へ研修に行こうとする矢先でした。その送別会をした晩に交通事故で死んだのです。気立てのいい人ほど早く死ぬんですね。

澤地　はい。私は、ずいぶん長く生きています(笑)。

中村　いや、長生きしたから悪い人というわけではないのです(笑)。たしかに、思い出してみると、いい人は早く死んだなぁと……。

澤地　この二十五年のあいだに、一緒に仕事をしてこられた、大事な方がずいぶん亡くなっているんですね。

二〇〇一年十月、衆議院

二〇〇一年十月十三日、衆議院のテロ対策特別措置法案審議に、七人の参考人の一人として出席した中村哲医師の発言は、特に記憶にのこしたい。

9・11事件のあと、米英軍によるアフガニスタン爆撃がはじまった直後である。この時点で、十八年間の現地体験を裏づけとして語られた訴えは、当時の世界のなかでも、きわだつものであった。集団テロの「衝撃」に、浮足立ち、テロ絶滅の戦争かテロ容認か、二者択一を迫る論議が、強権発動の

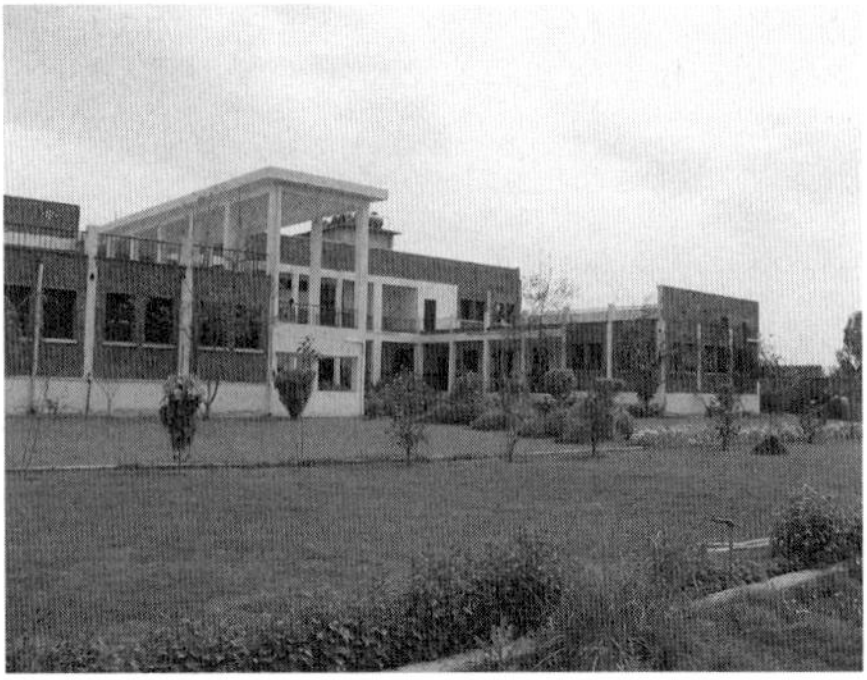

図4　ペシャワールのPMS病院

ようにまかり通った。心ある人も、沈黙を守らざるを得ないような狂気の風が吹いた。中村参考人の発言要旨。

――私はタリバンの回し者ではなく、イスラム教徒でもない。ペシャワール会は一九八三年にでき、十八年間現地で医療活動をつづけてきた。ペシャワールを拠点に一病院と十カ所の診療所があり、年間二十万名前後の診療を行っている。現地職員二百二十名、日本人ワーカー七名、七十床のＰＭＳ（ペシャワール会医療サービス）病院を基地に、パキスタン北部山岳地帯に二つ、アフガン国内に八つの診療所を運営。国境を越えた活動を行っている。

私たちが目指すのは、山村部無医地区の診療モデルの確立、ハンセン病根絶を柱に、貧民層を対象の診療。

今回の干ばつ対策の一環として、今春から無医地区となった首都カブール（カーブル）に五カ所の診療所を継続している。

アフガニスタンは一九七九年十二月の旧ソ連軍侵攻以後、二十二年間、内戦の要因を引きずってきた。内戦による戦闘員の死者七十五万名。民間人を入れると推定二百万名で、多くは女、子ども、お年寄り、と戦闘に関係ない人々である。

六百万名の難民が出て、くわえて今度の大干ばつ、さらに報復爆撃という中で、痛めに痛めつけられて現在に至っている。

アフガンを襲った世紀の大干ばつは、危機的な状況で、私たちの活動もこれで終るかも知れない。アフガニスタンの半分は沙漠化し、壊滅するかもしれないと、昨年から必死の思いで取り組んできた。広域の大干ばつについて、WHOや国連機関は昨年春から警告しつづけてきたが、国際的に大きな関心を引かなかった。アフガニスタンが一番ひどく、被災者千二百万人、四百万人が飢餓線上にあり、百万人が餓死するであろうと言われてきた。

実際に目の当たりにすると、食糧だけでなく飲料水が欠乏し、廃村が広がってゆく事態で、下痢や簡単な病気でおもに子どもたちがつぎつぎと命を落としていった。

私たちは組織を挙げて対策に取り組み、「病気はあ

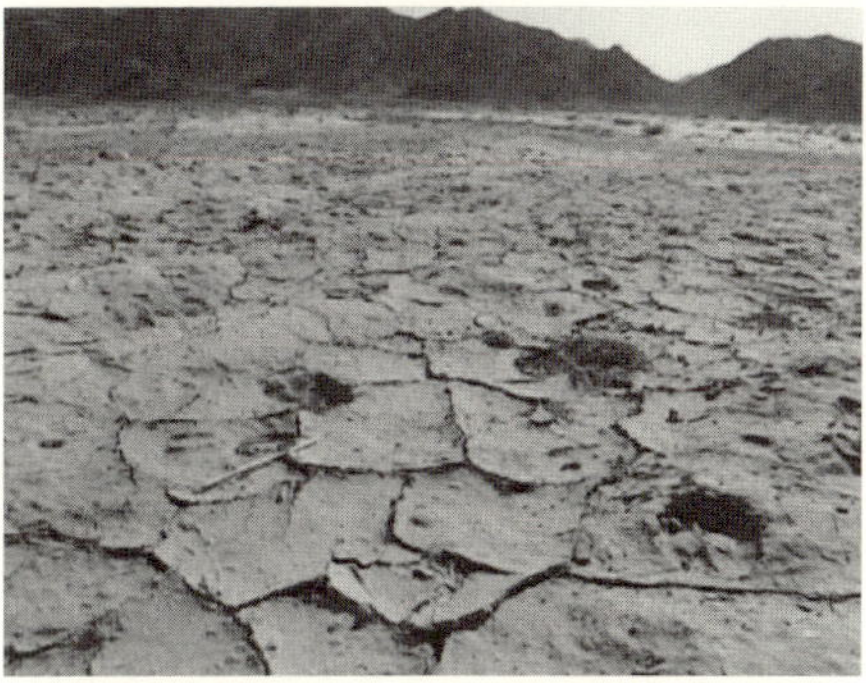

図5　アフガニスタンを襲った大干ばつ

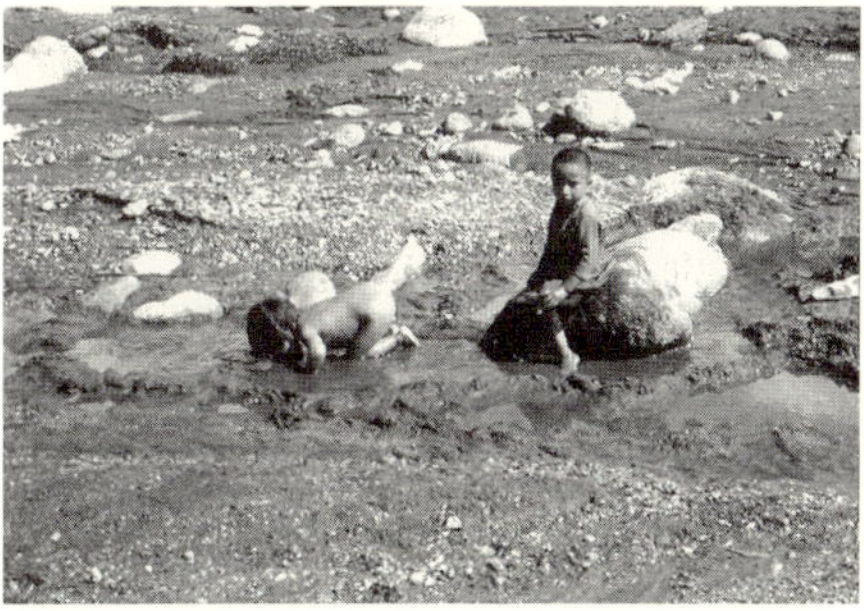

図6　川底の泥水を飲んで渇きをいやす子供

とで治せる、まず生きておれ」と、水源確保事業に取り組んでいる。今年一月、国連制裁があり、外国の救援団体は次々に撤退し、アフガニスタンの孤立化は深まった。

水源の目標数を今年以内に一千カ所、カブール診療所を年内に十カ所にする準備の最中に、九月十一日の同時多発テロになり、私たちの事業は一時的にストップした。いま、爆撃下に勇敢なスタッフたちの協力により、事業を継続している。

私たちがおそれているのは、飢餓である。現地は寒期に入り、市民は越冬段階をむかえる。いま支援しなければ、この冬、一割の市民が餓死するであろうと思われる。

難民援助に関し、こういう現実を踏まえて議論が進んでいるのか、一日本国民として危惧を抱く。テロという暴力手段防止には、力で抑えこむことが自明の理のように論議されているが、現地にあって、日本に対する信頼は絶大なものがあった。それが、軍事行為、報復への参加によってだめになる可能性がある。

自衛隊派遣が取り沙汰されているようだが、当地の事情を考えると有害無益である。

「私たちが必死で――笑っている方もおられますけれども、私たちが必死でとどめておる数十万の人々、これを本当に守ってくれるのは誰か。私たちが十数年かけて営々と築いてきた日本に対する信頼感が、現実を基盤にしないディスカッションによって、軍事的プレゼンスによって一挙に崩れ去るということはあり得るわけでございます」。「アフガニスタンに関する限りは、十分な情報が伝わっておらないという土俵の設定がそもそも観念的な論議の、密室の中で進行しておると言うのは失礼ですけれども、偽らざる感想でございます」（議事録では笑った議員を特定できない。しかし語られている重い内容を理解できず、理解する気もなく笑った国会議員がいたのだ）。

自民党の亀井善之委員が「自衛隊の派遣が有害無益でなんの役にも立たないという発言」の取り消しを求めた。

参考人の意見が賛否の二つに分かれたように、委員会は、テロに敵対する日本の立場を明確にし強化しようとする方向と、憲法違反の自衛隊派遣に反対する立場に二分された。論議は平行線をたどったが、十月、テロ対策特別措置法が成立、自衛隊イージス艦のインド洋派遣となる。十一月、タリバン政権崩壊。

命がけで医療と水源確保をおこなってきた中村医師の十八年間へ、「日本」が出した結論を心に留めたい。

髭と帽子

澤地　先生はもう六十歳を超えられましたね。

中村　はい。一九四六年の九月十五日生まれですから、もう超えています。

澤地　あまりご自身のことを語りたくないとお考えですか。

中村　どちらかというと、自分をさらけ出すのはあまり好きではないです。でも、必要であれば話はしますので。

澤地　御本を拝見しているだけでも、すごく困難なことがたくさんありますよね。なぜ、そんな困難な仕事をしにこの人は行ったのかということが、若い人にはわからないと思うんです。

中村　わからないですね、ええ。

澤地　一人ならまだわかるけれども、家族がおありになるというと、もっとわからないだろうと思う。最初のところからうかがってもいいですか。

中村　ええ、せっかくですから。

澤地　そのお髭は、アフガンで命令が出て、「男性は皆、髭を生やせ」と言ったときからですか。

中村　いや、髭をそっていると、逆に向こうでは目立つんです。

澤地　というのは、皆が生やしてるから?

中村　ええ。男なら皆、生やしています。剃っている人は、同性愛者か、変人だというふうにいわれます(笑)。郷に入りては郷に従えで、日本に帰ればちゃんとこうしていますが。

澤地　いつも、トルコ帽のような変わった帽子をかぶってらっしゃるでしょう? あれは、民族帽ですか。

中村　そうですね。アフガニスタンでも、山のほうに住んでいる人は、ほとんど皆、あの帽子をかぶっています。これも髭と一緒で、帽子かターバンを巻いていないと、目立つんですね。

澤地　おき忘れてしまったら、長い長い日数をかけて戻ってきたというのは、あの帽子(チトラール帽)の仲間ですか。

中村　そうです。あれを山なかで落としました。

澤地　それも、アフガンの人たちに近づいてゆかれる心持ちとして大きかったですね。

中村　はい。日本だったら、普通、出てこない……。

澤地　ええ。帽子は、高いものですか。

中村　そう高いものではなくて、日本円の感覚で二、三千円というところでしょうか。ただ、向こうの人は非常にものを大切にしますから、われわれが安いと思っても、それを何十年も使うんですね。ときには、それを自分の子どもや兄弟にゆずったりします。昔、われわれもお古をもらってたじゃないですか。あの感覚で、ずっと使うんです。

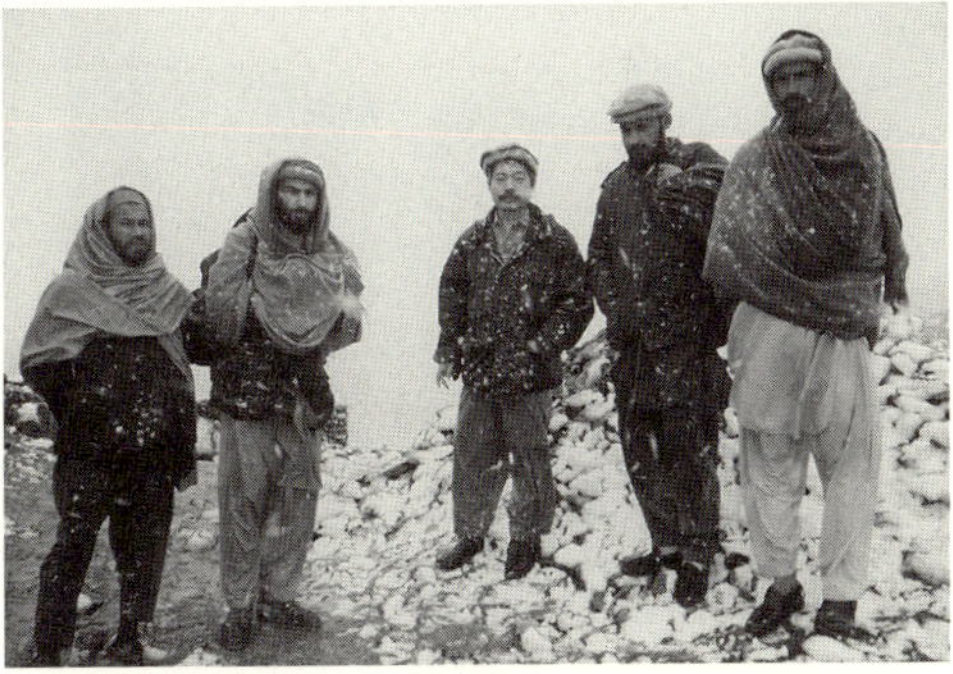

図７　診療のため冬の国境を越えてアフガニスタンに入る中村医師一行

伯父火野葦平

澤地　よく知られていることは、先生は火野葦平さんの甥に当たられるということですね。

中村　私の母が、妹なのです。火野葦平は、玉井金五郎・マン夫妻の長男で、母は次女に当たりますから、私の伯父になります。

澤地　お育ちになった環境は、お父様は大正期からの社会主義者で……。

中村　ええ。一時、転向していた時期があるようですが、かなりひどい目に遭ったようです。本心から転向したかどうかはわかりませんが、一時的に出獄しているので、何らかの妥協はしたのだと思います。

澤地　治安維持法下、逮捕、留置、拷問が定石の時代ですからね。

中村　記録は調べていませんが、一年近く入獄していたようです。

葦平が若松港の沖仲仕の争議を描いた『花と龍』という小説が有名ですが、あれは表舞台であって、裏から全面的に支えていたのは、当時の全協(日本共産党の傘下にあった日本労働組合全国協議会)です。派遣されて総指揮を取っていたのが、うちの父だったのです。その後、満州事変にはじまり、北九州でも戦争色が強くなっていくわけですが、火野葦平自身、マルクス主義に傾倒していて、あの騒動——ストライキ——に参加するんです。彼もいわば転向した人なんですね。

うちの父は、仲間が逮捕されたり、獄死したりということで、逮捕された人たちの救済にあたるという貧乏くじを引きました。日本全体がどうだったのかは知りませんが、あの頃、あれだけ労働運動に燃えた人が、戦争の方向に流されていくということに、父は批判的だったですね。

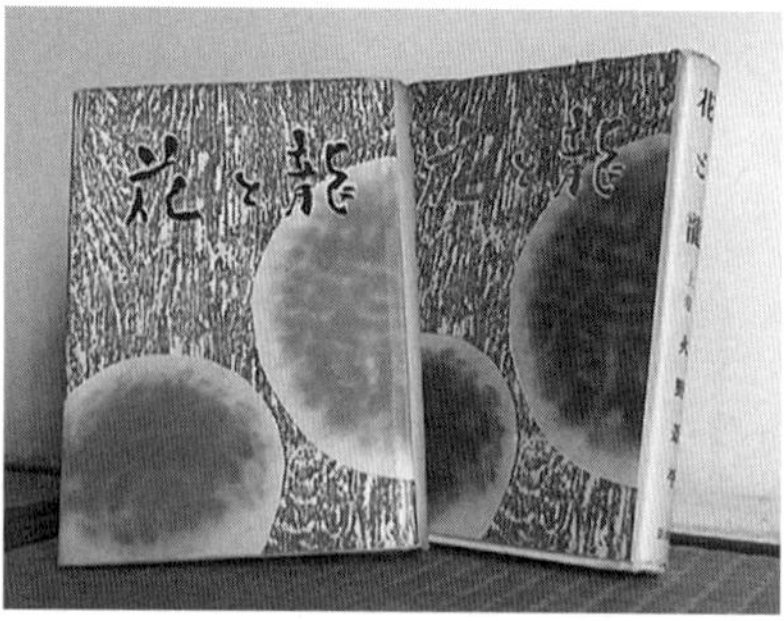

図8　火野葦平作『花と龍』

澤地　お父さんの勉さんは、背の大きい方ですか。

中村　ええ。そして、強かったです。柔道三段です。母も、宮本百合子なんかを愛読していましたから、おそらく父と共鳴するものをもっていたんでしょうね。

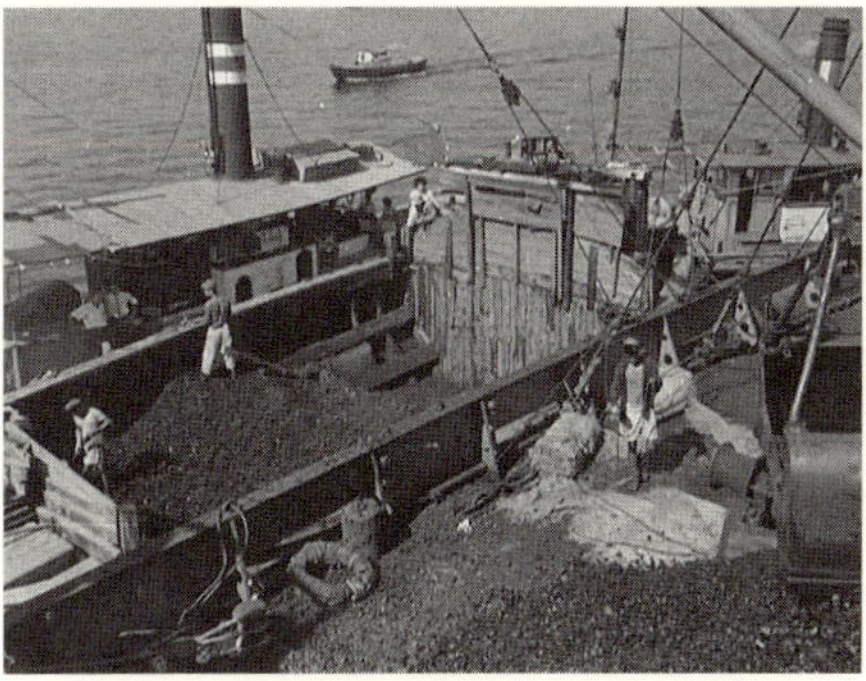

図9　若松港の石炭積出し作業風景

一九三〇年、中村医師の父勉が若松市会議員選挙に立候補し、火野葦平が運動を支援した(落選)。翌三一年、若松港沖仲仕労働組合(約二百五十名)が結成され、石炭積機建設反対の港湾ゼネスト(三日間)断行。火野とともに中村勉が深くかかわった。のち両名とも検挙、起訴。三三年、中村勉は実刑判決を受けている。

澤地　『花と龍』を見ていると、金五郎さんとマンさんのところはのびのびと書いているけれども、勝則(火野葦平の本名)さんらしき人が出てくるあたりから、非常に書きにくそうですね。

中村　自分のことだから。

澤地　両親が亡くなってから書いたわけでしょうか。

中村　まだ、お祖母ちゃんは生きてました。

澤地　ああ、そうですか。金五郎さんは昭和二十五年、火野さんが戦後の公職追放解除になる一ヵ月ほど前に亡くなったのですね。後半へいくと、動きが少し精彩を失っていく感じがします。『続・花と龍』をお書きになる気持ちがあったんでしょうか。

中村　どうなんでしょうね。僕も、なんべんかしか読んでいませんけれども、あの切れ方は、「玉井金五郎三十何歳、マン何歳」ということで、次があるかなぁと思わせるような切れ方ですよね。

澤地　それから、『花と龍』は新聞の連載小説であるために、沖仲仕の組合をつくったり、投獄されたりということはあまり書けないということもあったでしょうね。

澤地　ご両親の結婚のこと、なにか、お聞きになったことはありますか。

中村　間接的に、やや脚色されて聞いたことはあります。

澤地　どんな話ですか。

中村　うちの母と父は、労働運動などを通じて接点があったんでしょうね。『花と龍』に出てくる若松の港湾労働者のストライキで知り合って、二人は恋仲になるわけです。ところが、私の祖父である玉井金五郎というのは、右翼というよりも保守的な人で、「アカのところに嫁にやると不幸になる」と言って許さなかった。それで、「鍋釜下げても」と決意して親元をとび出し、結婚へふみきった。母は福岡に当時、川島裁縫女学校というのがあって、そこで学んでいた。卒業後、やはりマルクス主義系の書物を読む機会があったんじゃないでしょうか。そこに港湾労働者のストライキがあったものですから、急速に傾倒したのではないかと……。これは私の想像です。

ともかく結婚については、当時としては異例の恋愛結婚、それも駆け落ちです(笑)。祖父も、初めは反対したとはいえ、好き同士なら、認めないのは娘の幸せのさまたげと、あとになって祝言をあげさせるんですね。

澤地　なかなか話のわかるお祖父さんですね。

中村　ええ。昔の日本人はそうだったと思いますが、そのへんは、本音と建前を上手に使い分けて、表向きは「許さん！」と言いつつ、気持ちは、まあまあという面があって……。

澤地　それに、お父様と会ってみて、「この男なら」というものをもってらしたんじゃないでしょうか。

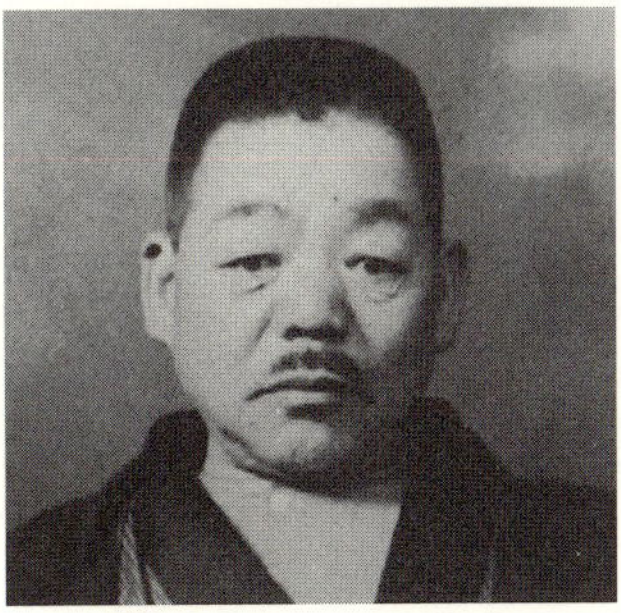

図 10　祖父玉井金五郎

中村　若松港のストライキのときも、私の父が陰に陽にサポートしていましたので、それに対する恩義みたいなものもあったでしょうね。祖父も、弱い者いじめが嫌いで、思想的な裏づけこそなかったけれども、港湾労働者を中心に、当時の三井や三菱の大手筋と闘う姿勢を明確にしていました。そういう意味で、共感するものがあったんですね。

私の父も、「男なら、やらにゃあ！」という、非常に泥臭い、文字通りの活動家でした。行動する人です。

右翼にもけっこう知り合いがいたし、弱い者のために立ち上がるというところがあった。祖父の金五郎とは、男同士共鳴するものがあったんじゃないでしょうか。

澤地　金五郎さんは、刺青はしていたんですか。

中村　それはもう、背中にびっしり見事なものでした。

澤地　背中まで？

中村　背中全体でした。

澤地　その刺青を入れた顚末はわかりませんか。

中村　それはよくわからないです。お祖母ちゃんは言いたがらないし。

だいたいあの世界では、飲む・打つ・買うというのは普通じゃないですか。ところが、祖父は酒・タバコは飲まないし、女問題はぜんぜんなかったです。晩年に、老いらくの恋といいますか、ある女性に惚れて、祖母といさかいを起こして、一時別居していたことがありますが……。

澤地　金五郎さんの記憶はおありになりますか。

中村　金五郎は、私が幼稚園のときに死んだので、それまでの記憶があります。お祖母ちゃんは私が中学校のときに亡くなったので、よく覚えています。金五郎より、マンさんのほうが印象が強いです。

澤地　美人ですか。

中村　いやぁ、昔は美人だったのかもしれませんけども、しっかりした人でしたね。

澤地　大きい人ですか。

中村　いや、小柄な人です。小さいけど、何か、質量が多いという感じでしたね。そこに座ってるだけで、皆、よけて通るような感じだった。存在感があったですね。

澤地　残ったお祖母さまは、ひとりで暮してらしたんですか。

中村　逆です。祖母の方にみな集まっていた。玉井家の重鎮といいますか、要《かなめ》として、その後十年近く生きました。まだ、火野葦平も健在でした。ただ、火野がしょっちゅう家を空けていたものですから、玉井家は、おばあちゃんなしにはまとまらないという状態だったですね。一族の中心のような存在として余生を生きたけれど、つらかったでしょうね。

葦平自身も、五十三歳で自決するわけです。私は中学生でしたね。

澤地　そのことはずっと隠されていましたね。火野さんの自決はなぜだったとお思いになりますか。

中村　これは私の解釈ですけれども、火野葦平は、『革命前後』を出版した直後に死んでいる。ご存知のように、日中戦争中、『麦と兵隊』など、戦意高揚のための執筆をしたとされ、敗戦直後はGHQから、ものを書いてはいけないという禁止命令を受けた。その頃にも自決を考えていたそうです。

その後文壇に復帰したわけですが、正直言って、その後の火野葦平というのは、文筆家というだけでなく、家族の経済を支えるためにも書きまくっていたというのが、現実だったのではないでしょうか。しかし、これだけは残しておきたいと力をこめて書いたのが、『革命前後』だと思います。敗戦前後のことを克明に記録しています。そして、やはり暗い思い出がよみがえってきたんじゃないかと思います。

エネルギッシュな人で、誰よりもたくさん文章を書いた人らしいです。いろいろなところに文を寄せている。『原爆の長崎』という写真集があるのですが、昭和二十七、八年あたりの出版だったと思います。そこに、はっきり、この原爆というものが、人間の手によって、人間の頭上に落とされたのだと書いていています。

「あの戦争は何だったんだ」という疑問がずっとあったんでしょうね。ここからは私の推測ですが、かつては「この聖戦に勝ち抜く」ということを生きがいとしたわけで、そういった自分に対して「おまえは間違っていた」という強い否定的な感情が起きてきた。それがやはり、自決というかたちで展開せざるを得なかったのではないでしょうか。そう、私は感じます。

澤地　薬で亡くなられた？

中村　死んだのは薬物だったと思います。少しずつ前から、睡眠剤を買い集めていたようです。貯めておいたのを一気に飲んだようです。

澤地　養わなければならないたくさんの家族をお持ちだったのですか。

中村　玉井本家の経済的な柱でしたから。

澤地　家というのは、ものすごく重たいというか、大きな存在だったのですね。

中村　当時は、日本全体がそうだったかもしれませんが、うちはまた特に大所帯で、それを支えるのは並大抵のことではなかったと思います。国家の政策に吸収されて、玉井組そのものは戦争中に消滅するんです。しかし、港湾労働者はそのままいるわけで、その人たちを食わせなければいけない事情があり、金五郎もだいぶ苦心していたようです。

澤地 火野葦平がちょっといたずらをして皆を騙したり、ユーモアを隠し持っていたというのは父親譲りですかね。

中村 父親譲りですね。で、自決したというのは母親譲りでしょうね。

澤地 あの遺書。「死にます。／芥川龍之介とはちがふかも知れないが、／ある漠然とした不安のために。／すみません。／さやうなら」(『火野葦平詩画集』)。まだ母親は生きているわけだし、長男の自分が先立つことは、悩みぬいた末のように感じられます。火野さんの作品年譜を見ていくと、一族と他人をも含めて、自分が養わなければならない人たちへの責任で書き続けていますね。

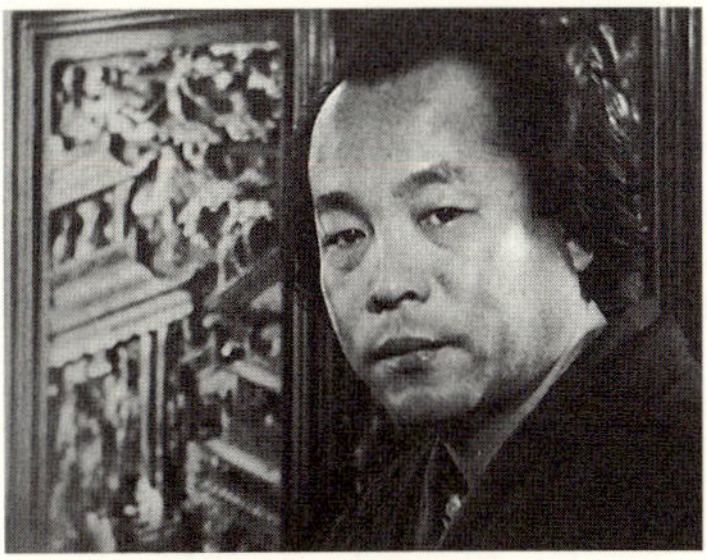

図 11　火野葦平

中村 私は小学校だったからうろ覚えですけれども、「ああ、まだ!」という一種のため息を洩らしたことを覚えています。やっぱり、書き続けないと一族を養えない。それで疲れ果てたというのもあったんじゃないですかね。

澤地 どんなに才能があっても、あれだけ次々に書き、しかもそれがヒットしなければならないというもう一つの宿命があって、そんなにいつもいい作品が書けるはずがないですものね。

中村　とにかく、機関車のように書き続ける。

澤地　解放される日がないだろうなという感じです。

中村　忙しいときは、電話で「続きを言います」と言っていたりして、あれは才能だと思いますが、人と話しながら原稿を書いている。おそらく、脳のなかで作品の部分と人と話す部分が分かれてたんじゃないですかね。作家である以上は、いいものを書きたいというのがあるじゃないですか。それとはほど遠い自分を嘆いていたのは、ある程度本当じゃないかと思います。

澤地　ご自分がひどく贅沢をしたというようなことではなさそうですね。

中村　そうじゃないでしょう。

澤地　いまの人たちは、すぐにクルーザーを買ったり。

中村　それはないです。

澤地　そういうことではないんですね。

中村　やっぱり、敗戦直後の体験が最大の心の傷だった。

澤地　戦争中の責任を問われて〝追放〟の指名を受ける。あれはきつかっただろうと思います。

中村　ええ。あの頃、自決を考えたようです。

澤地　死ねば自分は苦しみから逃げられるけれども、自分が背負っている人たちは、残って生きていかなければならないと考えたら死ねませんよね。

中村　格好はつけたいけれども、つけられないというのがあったでしょうね。

澤地　だけど、日本の文学者で、あんなに戦争下にこき使われた人も珍しいと思うのです。火野葦平は、昭和十二年九月に、伍長として召集され、現地除隊になるのは昭和十四年の十一月という兵役です。その間に「糞尿譚」による芥川賞受賞(小林秀雄が十三年春に杭州で授賞式をした)があり、実戦部隊から報道部勤務になっていますが、米英との戦争がはじまると、十七年二月には報道班員として徴用されて前線へ行く。フィリピンにもインパールにも行っているのですから。

中村　その従軍した前線の長さは、おそらく世界一だと、取調べに来た米軍将校が述べたそうです。一人の兵隊として。それだけに、やはり矛盾した気持ちが本人のなかにあって、兵隊であるということの誇りというか、愛着というか、そういうものと、してはならないことをやったんだという葛藤のなかにいたんじゃないですかね。

澤地　軍の軍事思想普及会から「戦友に訴う」を中国戦線にいるときに出していますね。戦地で「麦と兵隊」「土と兵隊」など「兵隊三部作」を書いてベストセラー、人気作家でした。しかしいま読んでみると、かならずしも好戦的、戦意昂揚的ではなく、戦地においての兵隊の日常が、よく書きのこされている一面があります。中国軍の抵抗にかなり苦戦する様子も書かれていて、日中戦争を考えるとき、見落しがちなディテールが記されています。発表当時、削除を命ぜられた部分があったそうです。もちろん反戦や厭戦の作品ではないですが……。

インパール作戦から帰って、南京で開催の第三回大東亜文学者大会に参加。豊島与志雄、草野心平、長与善郎、高見順も出ています。火野葦平は、小学生だった私でも憶えている目立つ作家です。

戦後の世相は、戦争中の文学者の言動にきびしかった一方、沈黙を守った作家たちの存在が、改めて評価された。「追放」というのは、言ってみれば日本の文壇の空気の反映ですから、本人としては、不本意だったでしょうね。

中村 無節操だということを言っていました。その無節操のなかに自分がいるというのが、また耐えられなかったんでしょうね。

あのとき、同僚で、「鬼畜米英」「滅私奉公」と言っていた仲間が、次々と変わっていくじゃないですか。

澤地 短い時間のうちにね。

中村 そのことが耐えられなかったみたいです。自分はというと、いままでそれで生きてきたのに、器用に変身できないわけですよね。それに十年かかったということになるでしょうね。

澤地 火野葦平さんの経歴を見ていたら、一時、九州の文学同人雑誌に加わったと書いてあるけれども、その同人の名前のなかに、先生のお父さん中村勉さんの名前がありますね。

中村 私の父も、実は文学志望で。

澤地 あの若松のストで監獄へ入れられたりなんかしたあとは、何をしてらしたんですか。

中村 何をしていたんでしょうね。詳しくは聞かないけれど、玉井組傘下の下請けみたいにして働いてたようなことを、言っていたような気がします。

澤地 仕事は、何をするのですか。

中村　いろいろやってましたが、主に港湾関係の仕事ですね。

澤地　でも、仲仕という仕事はなくなってくるでしょう。

中村　ええ。戦後はもう、『花と龍』に出てくるような仲仕はいなくなった。サルベージ会社をやっていたのを覚えています。沈没船を引き上げ、それから北九州海岸の砂鉄採掘権というのを得て。

澤地　砂鉄があるのですか。

中村　砂鉄がけっこう取れるんですね。私は野外に出るのが好きで、よく、父の仕事を見に行くといって出かけました。砂鉄を取るときには、箱のような機械に皆で砂をいれるんです。磁石のローラーでくっつけて取るんですね。面白かったです。

澤地　いくつで亡くなられたんですか。

中村　一九七九年、七十六歳だったと思います。

父と同世代の人は、ほぼ死に絶えましたが、ペシャワール会ができたときに面白かったのは、僕が祖父の玉井金五郎にそっくりなのでびっくりしたと言った人がいました。そのために会へ募金しますって……(笑)。うちの父の同志で、生き残った方々が特別な同情を寄せてくれました。あの頃はほとんど獄死してますからね。

澤地　火野葦平を読みなおして、『土と兵隊』も、『麦と兵隊』も、好戦的といえるほどの作品ではないと感じました。私は、昭和十六年の日米開戦以後の、戦争中の小説をよく読んだ世代です。それに比べたら、反戦にはなっていないけれども厭戦的、あるいは公平に中国軍の抵抗の強さも書いていると思います。「チャンコロ」と言って、「シナ兵は弱くて逃げていく」というふうに、小学校の頃に教わった。ところが、なかなか手ごわい抵抗があって、門の上から手榴弾など投げられて、日本の中隊は全滅しそうだという伝令がくる。救援を出さねばという場面も書いている。中国兵は弱いと子供の日に散々聞かされていましたが、これは予期せぬ発見でした。

火野さんは気の毒な人だという気がする。あの人は、一度左傾しましたね。軍隊に行ったときにレーニンの本か何かを見つかって、階級を降等されているじゃないですか。こういう若い日の経験が心の底にあった。ファナティックに戦争加担できなかった人という気がします。

中村　なれない人だったです。

澤地　やはり、そうですか。

澤地　お母さまは何人きょうだいですか。

中村　八人きょうだいです。流産したり、死んだ子を入れますと、十人ぐらいになります。

その一人は病死、一人は沖縄で戦死です。お祖母ちゃんはいつまでも、「あれがいつ帰ってくるかわからん」と言って待っていたのを覚えています。

澤地　お父さんのほうは、どういうお家ですか。

中村　これが謎に包まれておりまして……(笑)。うちの父方の祖父は、五島出身でして、あのあたりにルーツのある船乗りでした。ただ、福岡の大空襲で、父方の親戚はほぼ全滅しましたので、いきおい、私は母方の親族との付き合いが深くなったということです。

澤地　お父さんは一人っ子ですか。

中村　一人っ子だったと思います。ただ、昔のことだから、きょうだいのように育ったいとこがいたのですが、その人たちも全滅です。

洗礼と論語素読

澤地　先生がクリスチャンでいらっしゃるのは、どなたの系統ですか。

中村　いや、誰もいないんですよ。

澤地　え？

中村　誰もいないんです。ただ、私は両親の勧めで、西南学院(福岡)というミッションスクールにやられたんですね。私も、あまりバタ臭いのは好きなほうではなかったので、キリスト教にはなじみはないと思っていたのですが、やはり子どもですから、それなりに多感なんでしょうね。何か感じるものがあって影響を受け、いちおうキリスト教徒になりました。

澤地　プロテスタントの洗礼というのはあるんですか。

中村　あります。私の行っていた西南学院というのは、バプテストと呼ばれる、プロテスタントのなかでは、わりと昔のスタイルを重んじる教派だったので、洗礼なんかもキチッとやるんです。

澤地　じゃあ、洗礼名もおもらいになっていらっしゃる？

中村　洗礼名はないんです、バプテストの場合は。

澤地　西南学院へ行き、クリスチャンになったことが後年、ペシャワールへいくことにつながっていく。人生って、わからないですね。

中村　そうなんですね。その前は、私は、どちらかというと古風な道徳心に強く縛られていた。いま考えればですが。子どもですから、そこまでは気づかなかったですが。

父も、頭の古い人で、コミュニストでありながら、日本的な道義を大切にする人でしたね。学問をするには、まず論語を知らなければいけないと、論語の素読からさせられました。父の頭のなかで、古い日本の儒教道徳と社会主義とが、どういうふうに同居していたのかよくわかりませんが……。とにかく自分は、論語を、愛読書とまでは言いませんが……。

澤地　座右の書ですか。

中村　まあ、意味もわからずに読んだわけです。

「巧言令色鮮《すく》なし仁」などと……。

「巧言って、どういう意味だろう？」と思いながら、そのまま記憶するわけです。あとになって分かってくるんですが、そうやってなんとなく……。

澤地　染み付くように覚えるんですね。

中村　いま考えてみたら、それも一つ、パキスタンの現地にいく接点でした。実際、私はクリスチャンになっても、三位一体とか、教理を聞けば聞くほどよくわからないんですよ。どうして、イエス・

キリストと聖霊が一体なのか。どういうことかなと。

その疑問を解いてくれたのは、内村鑑三という人でした。日本的な色彩の強いクリスチャンですが、内村鑑三のインパクトというのが、非常に大きかったです。それもあって、クリスチャンになったということだと思います。

澤地 お父様は、中学を出てから、さらに学校へ行ってらっしゃるのですか。

中村 早稲田大学中退です。

澤地 それは、誰がお金を出したのですか。

中村 書生としてどこかお金持ちの家に住み込んで、いまでいえば苦学生ですね。ロシア革命の報せを聞いて、じっとしておれなくて上京したらしいです。早稲田大学で勉強しているときに、関東大震災です。それ以来、すっかり東京の人が嫌いになってしまって……。

澤地 なぜ嫌いになってしまわれたのですか。朝鮮人の虐殺とか、そういうことと関係がありますか。

中村 まさにそれです。九州訛りが強かったものですから疑われて。いつも、そのことをこと細かに話していましたけれども、隅田川は朝鮮人の死体であふれていたそうです。うちの父も、町内会の一団の人々が、日本刀やら、木刀を持って、通行人を検閲しているのに出会って、「この人は言葉がおかしい」といって、朝鮮人と間違えられて、あやうく殺されそうになった。ところが、ちょうどそこに下宿屋のおじさんが通りかかって、「これは、うちにいる九州から来た早稲田の学生さんだ」と言ってくれて助かったらしい。

それ以来、東京嫌いになってしまって、「あの人たちは、普段は立派なことを言っているけれども、いざというときになると集団で何をするかわからんぞ」と。私もそれを聞かされて、そういう偏見にはぐくまれました(笑)。大杉栄もそのどさくさで殺されました。そのことが日本人のあいだで、すぐさま忘れ去られる。そのことに対して、父はいつまでも憤りを抱いていました。

北朝鮮の拉致事件があって日本中が騒ぎましたよね。私は、すぐにそのことを思い出しました。私は、いま、家内の里の大牟田というところにいますが、あそこには、何百人だか、何千人だか、強制連行で朝鮮人が連れてこられて、何百人も死んでいます。そのことは、もう皆、忘れてるんですね。拉致という行為そのものは、国家的犯罪ですから、北朝鮮が悪くないなどということはひと言も言いませんが、それ以上のことを日本はした。大牟田の炭坑で数百人死んでいて、いちばん労働条件の過酷なところに朝鮮人労働者は回されている。その合同葬儀がちょうど、横田めぐみさんの拉致などを連日報道しているときにあったのです。在日の知り合いに、意見を聞いたら、「先生、それを言うと日本中から袋叩きにあいます」というのです。つまり、彼ら自身も自粛するような、このムード。これは、戦時中のムードに近いものじゃないかと感じました。

自分の身は、針で刺されても飛び上がるけれども、相手の体は槍で突いても平気だという感覚、これがなくならない限り駄目ですね。

川筋の気質

澤地　ご両親が結婚されたのは、何年頃ですか。

中村　労働争議から数年後じゃないですか。あるいは、その直後かもしれませんが、二人ともはっきり言いたがらなかったので、言えない事情があったんだろうなと、いまにして思います。

澤地　仲のいいご夫婦でしたか。

中村　何をもって仲がいいと言うかは別として、かなり心理的に近い距離にあったことは事実ですね。

　二人とも大酒のみで、酒を飲むと夫婦喧嘩が始まる。祖父の金五郎は酒を飲まなかったのですがね。よく酒豪という人に会いますけれども、うちの両親は一桁違います。飲むときは、二人で一升瓶がひと晩に二本空きますから(笑)。うちは金がないんですよ。金はないけれども、酒は常にありました。

澤地　それはどうしたんでしょう(笑)。

中村　いま考えれば、借金をして酒を買ってたんじゃないですかね。おかげでといいますか、私は、酒飲みの醜態をイヤというほど見て育ったので、酒を飲みません。飲めないしね。

澤地　先生が中村家の長男としての責任を書いていらっしゃる文章を見ましたが、お兄さんがいらしたんですね。

中村　ええ。これもあとになって従兄弟だということを知ったわけです。当時は、男の子がいないと、親戚のあいだで、「この子をもって行け」と簡単にやりとりしていて……(笑)。私の母の姉が死んだときに、たまたまそのご主人が満州へ出征していて、うちで一緒に生活していたのです。伯母は粟粒《ぞくりゅう》結核で、兄を産み落としたまま死にました。それで、かわいそうでもあり、うちには男の子がいない

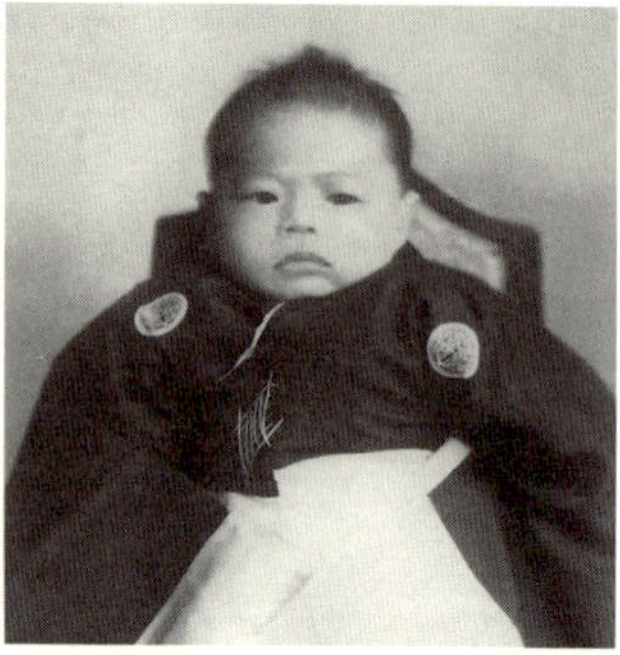

図 12　中村医師ゼロ歳，百日の祝い

からというので、養子として育てていたら、私が生まれたということらしい。だから、戸籍上では従兄弟になるのです。

それを知ったのは、私が中学生の頃で、兄もやはりその頃に知って、「なんだ、俺とおまえは、ほんとうの兄弟じゃなかったのか」ということでした。戸籍上は、姉と私と二人きょうだいです。

澤地　粟粒結核の恐さを、ひどく進行が早くて助からないということぐらい、私も子どもの頃に知っていました。あわただしく死なれてしまえば、きょうだいとして何と哀れだろうと思うし、生まれたばかりの赤ちゃんは不憫ですものね。自分のところで面倒を見ようというのは自然なことですね。でも、とてもいいご家庭ですね。

中村　そうですね。いまになって考えてみると、当時は不幸な気がしていましたが……(笑)。

澤地　どうして？

中村　大酒のみの両親でね(笑)。

澤地　貧乏だし？(笑)

中村　いま考えると、自分はしあわせな家庭に生まれたんだなぁという気はしますね。

澤地　環境としては、とてもいいような気がしますね。

中村　よかったですね。血筋だけじゃなくて、流れもんみたいな人も快く泊めたりね。

澤地　居候の人が、しょっちゅういるお家だったようですね。

中村　常に十数名いましたね（笑）。

澤地　ええっ？　また、すごい数ですね。

中村　ああいう環境ですから、暴力団まがいの人たちからの脅迫もあるわけです。それに対する対抗手段も、彼らと似てきますけれども（笑）、そういう意味では活気がありました。武勇談が多かったけれど、そのわりに人は死ななかったのを覚えてます（笑）。家は非常に賑やかだったですね。

澤地　賑やかだけど、それではお金はないですね（笑）。

中村　楽天的っていうんですか。戦後の、皆、お金がない時期なんで、皆が困っているということもあって、大目に見合っていたんですね。

澤地　ええ。当時は、貧しい、苦しい生活でしたものね。しかし、十数人の居候は、ちょっとお母さんが大変ですね。

中村　ええ。でも、捨てる神あれば拾う神ありで、それなりの援助が本家から出たりしていたこともあって……。

澤地　そういうことも、本家の火野さんの肩にかかっていたんでしょうか。

中村　そうだったと思いますよ。

澤地　ああ、やっぱり！

中村　いろいろ評価はありましょうが、私たちとしては恩義があります。
旅役者だの、テキ屋だの、いろいろ泊まってましたね。ドサ周りの、売れない旅役者の集団ですから、十数名いるわけです。タダで泊めてもらっては申し訳ないというので、せめて薪割りでもさせてくれというけれども、薪がない。しかし、彼らが帰ったあと、きれいな薪の山ができているんです。
それから何日かして、近所から苦情がきまして、「お宅に泊まっていたお客さんたちが、うちの板塀を壊した」と（笑）。それで謝りに行ったりして、当時は、子ども心に恥ずかしいなぁと思いましたよ。いま考えると、なんか、楽しかったですね（笑）。
澤地　いい時代ですね。恩義というか、人情というか、義理というか……（笑）。
昭和も戦後のことですものね。
中村　ええ。まだ戦前の名残があったんでしょう。
澤地　任侠の感じ（笑）。九州では、川筋の人っていうんですか。
中村　川筋ですね（笑）。
澤地　川って、どこの川ですか。
中村　遠賀川《おんが》です。流れもんが多かったからでしょうね。若松港全体、それから炭鉱ですね。戦前から、職にあぶれた人間たちが、一攫千金を夢見て大陸に渡ろうと、全国から集まった。良い意味でも悪い意味でも活気があったんじゃないですかね。
祖父の玉井金五郎も、たしか愛媛県の松山の出身で、彼も変わった結婚のしかたをしています。向こうで許婚者がいたんだそうです。祝言の晩に、「こんなオカチメンコと一緒に生活できるか」といって逃げ出したそうですよ(笑)。それで、若松港に来ています。

うちの祖母も、いわば流れもんで、広島出身なんですが、家が郷士だったので侍としての誇りがあった。勝気な人だったのですが、役人にタバコ畑で強姦されそうになって、相手の睾丸を蹴り上げて、村におれなくなって若松へ逃げてくるんです。そこで二人が一緒になったらしいです。ほんとうに流れもんの家系で、うちの由緒は正しくないです(笑)。

澤地 なかなか皆、勇気があって、思い切りがよくて……。

中村 そういう人たちがあのへんに集まっているので、良くも悪くも面倒見がいいといいますか、自分もふるさとを捨てて、苦労して流れ流れてきているので、それに対する同情心というのが、敵味方を越えてあったでしょうね。

澤地 血が濃くて、熱いという感じがします。

中村 まあ、そうですね。

でも、福岡のほうに引っ越してみると、みやびて見えると同時に、何かもの足りないなというのを感じました。

澤地 『花と龍』の魅力の一つは、使われている言葉だと思うんですが、あれは福岡の言葉ですか。

中村 若松の言葉です。

澤地 あれを標準語で言ったら、ひとつも面白くないですね(笑)。

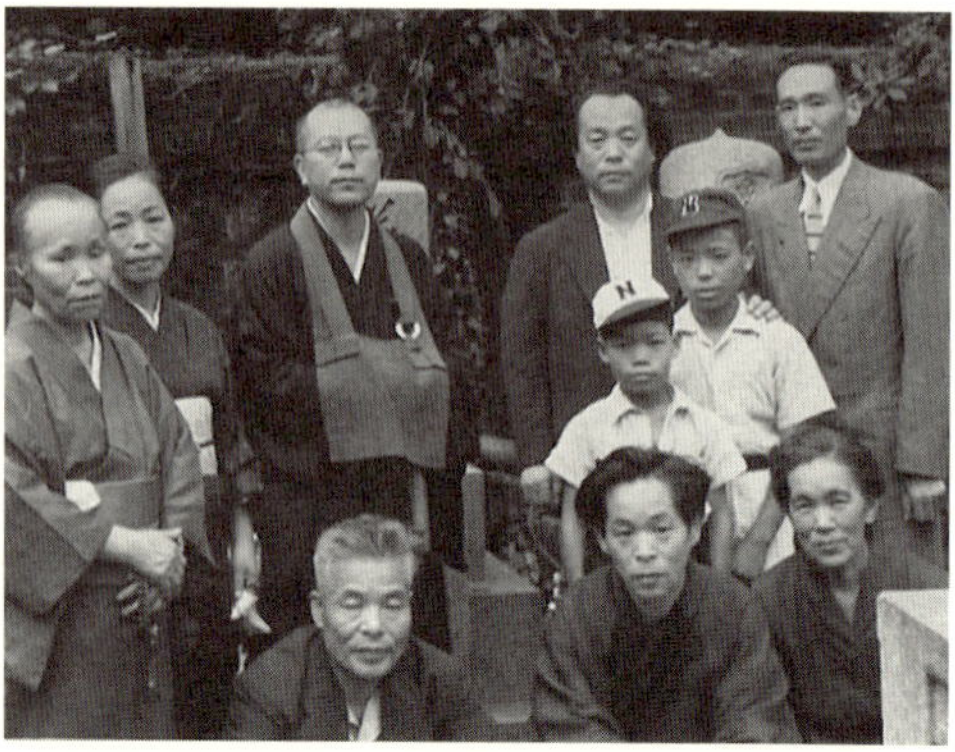

図 13　少年時代の中村医師（N の帽子）と火野葦平（後列右から 2 番目）

中村　面白くないでしょうね。迫力がないもの（笑）。福岡は、まだ軟らかいんです。博多弁ですね。石炭の取れる飯塚から若松にかけて、遠賀川沿いにかけてはだいたい同じ言葉で、川筋の言葉は確かに荒いですね。

私も、若松から福岡へ転校してきたときにはずいぶんいじめられました。「この人は言葉がおかしい」って言われて（笑）。やっぱり流れモンが多かったせいか、気風が荒いんでしょうね。それが言葉に出てくるんだと……。

澤地　火野さんも、川筋の言葉でしたか。

中村　そうですね。完全な若松の言葉です。

澤地　先生もそうでしたか。

中村　私も、小さいときはそうだったですよ。

澤地　どこかで矯正されたのですか。

中村　僕の場合は、小学校一年のときに福岡へ転校したので、それでずいぶんシビライズされたんでしょうね（笑）。

澤地　育った場所はどこなのですか。

中村　若松です。生まれてから一年半ぐらいは福岡にいましたけれども、そこはいま新幹線の下ですね。すぐに若松のほうに移った。食い詰めて、母方の親族、玉井家に頼っていったというのが真相じゃないですかね。

澤地　先生のお姉さんは、二年前に七十四歳で癌で亡くなられたということですけど、先生と、いくつ違いでいらっしゃいますか。

中村　十四歳ぐらい違います。

澤地　ずいぶん離れておいでですね。だから、親のような感じがおありなのですね。

中村　私は、うちの母よりも、姉のほうに親近感といいますか、母親らしさを感じますよね。育ての母に近かったですね。

澤地　お名前は？

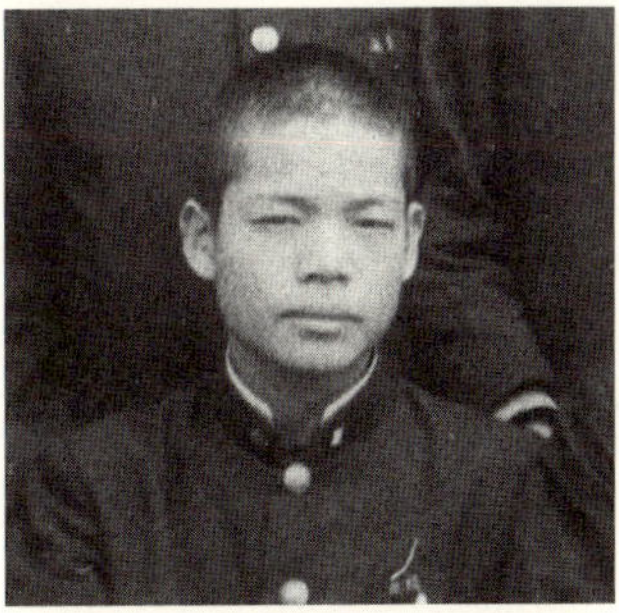

図 14　中学時代の中村医師

中村　共産党の共を書いて、共子《ともこ》です。

澤地　はぁー！　この名前も珍しいですね(笑)。

中村　それはやっぱり親たちの気持ちなんでしょうね。きったはったの世界を姉は嫌ってましてて、サラリーマンに嫁ぎました。

澤地　見合い結婚ですか。

中村　恋愛結婚です。

澤地　恋多い家系ですね。

中村　え？

澤地　恋多い家系。

中村　恋愛結婚を恋というか……(笑)。

澤地　言ってもいいのじゃないですか(笑)。

中村　絶対に波風の立たないサラリーマンのところに嫁に行くと、姉は日頃から述べてましたよ。そこに現われたのが、うちの角田《かくた》にいちゃんで、「これこれ！　こんな堅気の人だ」と飛びつかれたというのが真相じゃないですかね(笑)。

澤地　何ですって？(笑)

中村　ともかくサラリーマンのお嫁さんになりたかった。父はまた別の考えがあったけど、自分は、妙な、波風の立つようなところには行きたくないというのが姉の希望だったですね。

澤地　お姉さんの家庭へ、ときどき厄介になりに行ったんですか。

中村　というか、角田家がうちに取り込まれたというのが……。

澤地　ああ、逆なんですか(笑)。

中村　義理の兄も不運というか、なんというか、うちの父におさえられて(笑)。昔のことですから、お許しがいるわけですよね。手を突いて「お宅の娘さんをください」と言って、初めはなかなか許してもらえずに、通い詰めてやっともらったというので、うちの父には頭があがらなかったようです(笑)。やっぱり、ほんとうに好きだったんでしょうね。毎日、線香を欠かさずにあげています。二年前のことですから。子供も二人いますし。姉はしあわせだったでしょうね。それなりに安定した家庭にいて。

澤地　お医者様になるというのは、周りから勧められたのですか。

中村　ええ。はっきり「医学部に進め」という言葉は聞きませんでしたけれども、父が常々、「親戚のなかに一人ぐらい、医者がおったらなぁ」と言ってました(笑)。あの頃というのは、両親の言葉というのは絶対じゃないですか。昔の子どもでしたから、両親の期待に沿う子どもになろうということが少しありました。それと、私は、小学校の頃から虫のとりこになっていて、いまでもそうですが、理想の生活は、ファーブル先生の生活なのです。田舎に住んで、虫に取り囲まれて、その研究をしながら静かに暮す。それが私の夢だったんです。

父は、「世の中のお役に立たなければいけん、おまえはそのために生まれてきたんだ」と言う。そういう人に、「虫の研究で、農学部の昆虫学科に行きたい」と言っても、「たかが虫ごときに、男が一生をかけられるか」と言われることはわかりきっていた(笑)。当時、日本中に無医地区があふれていて、医者が足りないと言われた時代でした。小学校の同級生の半分は、集団就職で大阪あたりへ出た時代です。

父は、硬い人だったので、立派な理由がないと大学へは行かせてくれない。それで、「日本には、まだ無医地区があって、自分はそういうことで国の役に立ちたい」と言うと、「それなら頑張れ」と、やっと行かせてもらったのです。「虫」への夢はまだ捨てていませんでした。医学部から農学部への転部というのは、比較的容易だったので(笑)、いざというときには、農学部へ移ろうと思っていました。

ところが、医学書は高いんです。父が、私には言わなかったけれども、こっそり借金をして学資を準備してくれた。そうすると、自分も頭が古いのか、新しいのかわかりませんけれども、それに恩義を感じる。どうしても、たかが自分の趣味のために、父のそういった行為を無にしたくないという気持ちがはたらくわけです。それで、医学部を卒業したというのが正しいでしょうね。

澤地　虫に心をひかれながら、父親の心を汲みとって、医師への道をすすむ若い日の先生の心情、私はよくわかります。いまの子どもたちは学校が苦痛でしょう? 「学校にやってもらう」という感じはまったくなくなってしまって、行っていただくみたいになっちゃったでしょう。これは不幸じゃないでしょうか。

中村　そうですね。イヤなら行かなきゃいいんです(笑)。

澤地　そうです。賛成です。そのご意見に。

中村　昔は、行かなくても、家の手伝いをしながら生活ができていたけれども、いまは生活空間がないですね。うちの子どもも、自慢にはなりませんけれども、まともに学校を出たのは、ほとんどおりません。大学まで行ったけれども、「おとうさん、何のために行ってるかわからん。やめてもいいか」

と言うから、「おお、やめれ、やめれ」と(笑)。私のところも、決して豊かではないですから。学資って高いんですね。ですから、家内と二人、「また、一人やめたぞ！」と(笑)。やめてちゃんと働いています。自活していますから。

澤地 それはいいですね。

中村 特に、うちの周りは過疎地でしょう。若者の失業率がどうのこうのと言っているけれども、田舎は、若者がいなくて困ってるんですよ。みんな引き連れてきて、農村で働かせればいい。年寄りばかりでは、畑も荒れるし、住んでいる家も荒れてくるんですから。若い人が戻ってこないのは問題です。うちの家内の日課は、「あそこのバアちゃんの姿、この頃、見かけンが、ちょっと見て来んか」とか、心配して見て回ることみたいですよ。若い人がもうちょっと、農作業も含めて体を使う仕事に従事しないとねえ。田舎は、若者がいなくて困ってるのに、なぜか都市に集中したがるんですね。さいわい、うちは田舎もんの塊でして、健全にやっているのかなと思っています。

特にアフガニスタンから帰るとそれを感じます。向こうでは、水がなくて死んでいくわけです。日本では、水はタダだと思っているし、どこに行っても緑の豊かなこと。畑も、沙漠化する畑なんて、日本では考えられないわけですよね。これだけ生産力が豊かなのに、そこで働く人がいない。

澤地 そして、畑も田んぼもつくらないで放棄して、主食の自給率は四割をわっているんですからね。

中村 私は五月に二週間ばかり日本へ帰ってきたのですが、そのときに、毒入りギョウザのことがさかんに報道されていました。私が素直に中国を非難できなかったのは、ギョウザぐらい自分でつくったらいいのに、ギョウザもできないのかと(笑)。
聞いたら、小麦粉も十三パーセントしかつくっていないと……。因果応報というやつですよ。自分の手を汚し、汗を流してつくったものがまっとうでしょう。人の労働を安く買って、それで食ってるということの報いですよ。

澤地　それは、人間として卑しいですよね。

中村　頭が古いせいかもしれませんけれども、これは、日本人の道徳にもとる時代だと思いますね。

澤地　はい。私は、日本人は、いままでの歴史のなかでいちばん堕落しているのではないかという気がします。

家族に対する情

中村医師は、家族に対する情の厚さと、一家の長としてのつよい責任感をもっている。だが、父亡きあとペシャワールへ行った息子にのこされて、母は九州古賀市の娘夫婦(角田輝男・共子夫妻)のもとで暮した。中村医師は、〝親不孝〟の意識につきまとわれていたと思う。一九九七年十二月、妻から「母キトク」の電話を受け、ようやく帰国したとき、母の意識はなかった。だが、手を握ると、握りかえしてきた。母の柩の横に寝て一夜あかしたという。

角田輝男氏は、二〇〇六年に妻共子を喪っている。中村医師は十四歳違いの姉の共子(一九三二年生れ)に育ての親以上の気持をもっていた。姉はガンで七十四年の人生を終えた。角田家の離れは、中村医師の母の終の棲家になっただけではない。かつて医師の両親が古賀で「ひかり荘」という旅館をはじめ、実務は母秀子の肩にかかった。中村勉は、ときには妻を泣かせる男でもあったらしいと医師の親族から聞いた。母の苦労を中村医師はいっさい口にしない。角田家の離れは、実家の騒々しさを逃れて、若い中村哲が夜更まで勉強した部屋である。角田氏は、遠い目をしてその電灯の光が見えるような話をした。

いっさいを切り捨てて、異郷の貧しい人々に人生を賭ける「熱情」は、犠牲にした親族への思いの熱さによって支えられているのかも知れない。もちろん、こういうおおげさな言葉や思いいれは、中村医師には不本意であり、そっとしておいてもらいたいと言われるであろう。中村医師は、若い日に内村鑑三の『後世への最大遺物』を読み、深い影響を受けたという。一冊の本の恩沢は、その場限りの恩沢で終っていない。

アフガンでボランティア活動中のワーカーのため、中村医師は日本から本を送らせている。その一冊は、内村の『後世への最大遺物』であり、十冊送り、「ワーカー各人に配り、熟読するよう伝えてください」と書いている(『空爆と「復興」』)。「真理」は時とところを超え、つねに「真理」であると信じる中村医師の考えがうかがえる。

中村　いま、私が日常的にいる場所は、日本とは対極にあるところです。電気がないですから、コンピュータなんて、まず考えたことがないです。

澤地　電気なし。もちろん水道も、ガスもないですね。

中村　ないです。それでも皆、井戸を掘って「水が出た！」といって喜ぶ。これで耕せる、生活ができると言っている。その世界から日本に帰ってくると、さっき言ったようなことを非常に強く感じるわけです。若い人に職がない？　とんでもない。田舎に行ってみれ！　と。あっちこっちにぺんぺん草だ。私は半分外科医ですから荒療治ですが、大学を半分ぐらいつぶしてしまって、いまの自衛隊を武装解除して農村に送ったらどうですかね。それで、稲刈りとか、させてみたらいいですよ。

向こうにも、若い人がけっこう助っ人に来るんです。農業チームで働いたり、水利の工事現場で働いたりするのですが、シャベルの使い方から教えます。

澤地　知らないんですか。

中村　駄目です。初めは、いろいろ言うんですよ。ボランティアの意義だとか、国際問題だとか、環境問題だとか。「それはあとで話そう。ともかく明日は、あそこの溝を掘ってくれ」と言うと、「はあ」とは言うけれども、役に立たない。

澤地　ツルハシも使えないのでしょう？

中村　使えません。まず、「役に立たない自分」というのを発見するわけです。彼らは、労働という言葉を簡単に口にするけれども、労働したことがない。それで、実際に労働させると、「こういうことだったのか」と思うようです(笑)。

初めは、青白い、ヒョロヒョロッとしたのが、発展途上国における貧困の問題は……とか言ってるけれども、それから一カ月もすると、「先生、あそこの岩盤は硬いけど、発破作業でやりますか。ツルハシで起こしますか」とか、話が非常に具体的になってきます(笑)。「先生、水が出ました」というときに、やっぱり地に足の着いたよろこびといいますか、そういうことがわかってくるんです。

やはり自然相手ですから、理念の空中戦というのはなくなります。そういう意味では、健全になっていきますよね。たくましくなっていく。

澤地 それに、日本人はいつの間にか、すごい大国意識をもっていて、そうでない国に対する軽蔑をあからさまにすることがありますね。なんとなく発展途上国をバカにしている。

中村 国際貴族化といいますか、貴族の一員になったと思いこんでいるんですよね。G8か何か知りませんが、あれは、要するに欧米列強ですよね。それの仲間入りをしていることに誇りを感じているという、この卑屈さ。私は嫌ですね。

澤地 特に、9・11の事件以来、狂ったアメリカにべったりですもの。

中村 よく憲法改正が話題になりますが、私が言うのは、憲法改正の投票は、日本がアメリカ合衆国の五一番目の州になるかどうか、国民投票で決めてからにしてくれと……(笑)。でも、なかなか冗談が通じないです。

澤地 9・11のあとで、国会で証言に立たれたとき、発言を取り消せと自民党の代議士に言われましたね。

中村 ええ。

澤地　野党民主党の参考人として出席なさって。

中村　はい。あれも、おかしな話でね。

澤地　アメリカがテロのショックで狂ったのは、多少、わからなくはないです。それにしても、小泉首相はブッシュ大統領の選択した「報復戦争」に、なぜただちに密着したのですかね。

中村　アメリカがないと、日本は生きられないという錯覚が、いつの間にか国民のあいだに根をおろしてきたんですかね。

おそらく、僕らが育った頃には、まだ戦争を体験した世代が社会の中堅でした。だから、自民党だの、共産党だの、いろいろ争いはありましたが、共通の思いとして「あの体験だけは二度としたくない」というのがあった。それが薄れてきていると思います。

あれは、嫌でしたね。あの卑屈さ。私は、決してコミュニストではないどころか、どちらかというと保守的な人間ですが、昔の言葉でいう「売国奴」とでも言いましょうか。それに近いものに見えました。

澤地　ほんとうにそうですね。封建時代の参勤交代や、将軍家に貢物をするみたいに、アメリカの軍事費へお金を一生懸命差し上げて(笑)。一方、日本国内の福祉などはどんどん切り捨てている。なんていう国かと思います。

中村　私は、民主主義、民主主義といい、最大多数の最大幸福というけれども、ナチスの政権も、民主主義のなかから生まれてきたわけで、そういう意味では、ほんとうに国民の地に着いた教育というものがされていないんじゃないかと思いますね。

ああいう国から、突然日本に帰ってくるから、ますますそう思うんでしょう。あまり言うとつまはじきに遭うから黙っていますけれども、憤懣やるかたないですね。

澤地 そうでしょうね。

中村 いつの間に、日本はこんなふうになってしまったのか。白痴の集団みたいになってしまった。昔は、あの右翼でさえ、脱亜入欧政策に反対して、「日本魂」だの、「和魂洋才」だのと言っていたのに、いまはそれどころか、「洋魂洋才」とでもいうんでしょうか(笑)、欧米人に対する卑屈なコンプレックスだけは、明治以来脈々と引き継いでいる。

澤地 ますます強くなっているみたいですね。小学校から英語を教えようというのは、何の目的ですか。

中村 まず、日本語を教えてくれと思いますよ。

澤地 まったくそうです。

対人恐怖症

澤地 先生の専攻は、精神科ですか。

中村 当時は、精神神経科といっていました。

澤地 患者さんというのは、ノイローゼとか、統合失調症の人たちですか。

中村　精神病ですね。

澤地　どうしてそっちへ行かれたんですか。

中村　二つ理由があります。一つは、私は虫の趣味が捨て切れなくて、精神科だったら閑だろうというのがあったんですね(笑)。イージーですけれども、あの当時、北杜夫のように、昆虫少年で、しかも医者だという人が、何人かいたと思うんです。それで「これは両立できる」というのが一つです。

もう一つは、私は高校から大学の始めの頃に、いわゆる強迫神経症というのを……。正確にいうと、森田神経症といって、一種のノイローゼです。赤面恐怖ですよ。いまでこそ、年を取って面の皮が厚くなりましたけれども、人と対面して、改まって話をすると顔が赤くなるんです。

澤地　私もありました。いまは、ずうずうしくなりましたけどね(笑)。

中村　私の場合はそれがひどくて、特に同年代の異性の前で話すと、もう緊張して、顔がこわばるような感じがして、一種の対人恐怖ですね。それにかかっていたことがあったんです。それで、人間の精神現象に対する興味をもったのです。

それは、なぜかあるとき、なくなったんです。

澤地　何かきっかけがありました?

中村　何だったかなぁ。あの頃、難しい精神医学書を読んでいたのですが、いちばんインパクトがあったのは、ヴィクトール・フランクルの本です。

澤地　『夜と霧』でアウシュビッツ体験を書いた人ですね。

中村　精神医学者で、臨床家でもあるのですが、ドイツ語で、「Medizinische Seelsorge」(医学的な魂の配慮)というのを読みました。日本語で出版されているのは『死と愛』という題名です。それまで、書物によってそんなにインパクトを受けるということが少なかった中で、あれは大きかった。

少し話がそれますが、西田幾多郎という哲学者の後継者である滝沢克己教授という方が九州大学にいて、クリスチャンでした。その先生を通じて、神学者のカール・バルトの著作に触れることがありました。自分は、いちおうクリスチャンで(笑)、クリスチャンであるということと、儒教徒に近いということとがどう折り合えるのか。内村鑑三を通して感じたものをさらに明瞭にしてくれた。フッと「あ、これでいいんだな」と……。

その前置きがあって、フランクルの言葉がごく自然に受け容れられた。フランクルの主張によれば、人間はそういうふうに生まれついているのだと。対人恐怖というけれども、その人がそう思っているだけで、この恐怖から逃れられることはないのだと。それは人間がずうずうしくないことの証拠だというんですね。だから、その性質まで消す必要はない。それはそれで、そういうふうに生まれついているんだから……という一文があったのです。それで、なんとなく救われたような気がして、それで精神医学に多少興味をもっていったのです。

澤地　その悩みというのは、高校時代ですか。大学に入ってから?

中村　大学まで続きました。

「これでいいのだ」と……。それまでの、なんとか自分の思いのままに操作して、理想の自分に近づけようというふうな思いが、そこで消えたというよりは、そういうことをしなくても、このままで自分は生きていけるんだという、悟りというんでしょうか(笑)。よくわかりませんが、それでフッと気が楽になった。

そういうことがあって、精神科というのが魅力的だったんです。

ほかの科よりも閑があって、昆虫採集にも行けるんじゃないかということと、自分自身の経験を通して、似たような悩みをもった人がいるだろうから、そういう人たちの相談役になれるんじゃないかという興味ですね。それで行ったというのが正しいでしょうね。

ところが、行ってみますと、精神科というのは決して閑ではなくて、けっこう苦しいんですね。精神科の治療というのは、薬だとか、電撃療法だとかを使いますけれども、基本的には人の話をただ一生懸命聞くだけが治療なんですね。これは、けっこう忍耐がいるもので、ノイローゼといいますか、神経症ぐらいの人であれば、常識的な感覚で耳を傾けられますけれども、統合失調症だの、躁鬱病になると、あるところからついていけないわけです。妄想の世界とつきあうのは大変です。暗い妄想が多いんですね。もう少し楽しい妄想はもてないのかと思いますが、躁病になると、「僕は億万長者で、世界中を手にとって……」と。聞いていると、「この人はやっぱり頭がおかしい」と思う(笑)。それに、やっぱり疲れるんですね。

澤地　緊張して聞いておられるから。

中村　患者は悩みをもってくるので——躁病の人は別としまして——、こちらが真剣に聞いているかどうかを敏感に察知するんですね。何か訴えたいことがあって精神科に来るわけですから、それをまともに受け止めてくれるかどうか観察している。

精神科医が人と話すときの原則というのは、自分の価値観を一切入れないこと、白紙になって聞くということです。たとえ自分の思想や、主義主張と相反するようなことがあっても、ともかく、とりあえずはその人をそのまま受け容れて聞くということをしないと、患者は口を開かなくなるんです。それを肯定してもいけないし、否定してもいけない。ただ、そのものとして受け容れるというのが、いわゆる精神科的なカウンセリングの原則です。

こちらとしては、「おまえ、そんな小さなことでクヨクヨせんでよかろうが」と言いたくても、その小さなことで相手は悩んでいるわけですから……。

澤地 聞いてあげることが、治療の一部ですか。

中村 そうです。それだけです。それが案外、自分にとってはストレスでした。

当時、精神神経科と呼ばれていたのですが、神経科というと、逆に非常に機械的な世界なんですね。懐中電灯とハンマーで、脳の病変がどこにあるかを診て、どういう病気であるかが正確にわかるんです。いまでこそ、CTスキャンがあったり、MRIがあったりしますが、われわれは懐中電灯とハンマー一本で、たとえば「右脳幹のどの位置にある血管病変だろう」というふうに診断をつける。自分としては、つかみどころのない精神現象を相手にするよりも、そっちのほうが楽だと思って神経病学に進んだというのが、精神科に入ってからです。

澤地　大学を出てから、そういう病院に勤務された。

中村　ええ、それが大牟田労災病院です。初めは、精神神経科でしたが、二、三年勤務したあと、神経科医として大牟田労災病院に勤務し始めたのです。閑でも何でもなかったです(笑)。

精神の転機

澤地　対人恐怖症のような方が仕事につかれたということは、どこかでそれから解放されるような何かがあったんですね。

中村　あれから確かに、人が変わったといえば変わりましたね。というのは、それまでは「これをしなければ」「すべきだ」ということに縛られてしか生きてこれなかった。しかし、いい加減という意味ではないですが、「これでもいいんだ」ということですね。そのことについて、何か知ったような気がしたんですね。

そう思って論語や聖書を読み返してみると、たしかに偉い人はそう書いてるんですね。親鸞聖人だって、「人間は立派じゃないと救われない」なんて書いてないわけです。悪人だって……と。そういう感じでしたね。わかる人にはわかってたんだなと思って、それでずいぶん楽になりました。これは、あまり抽象的な話なので、あまり理解してもらえませんけれども、自分にとっては非常に大きな転回点でしたね。

澤地　宗教書や哲学書をかなりお読みになったんですね。

中村　その頃は読みましたね。なんべん読んでもわからなかったけど、それをきっかけにして、「ああ、こういうことなんだ」と……。キェルケゴールの『死に至る病』の、「人間とは関係である。関係とは関係が関係する……」とあるじゃないですか。何のことかさっぱり……。「こんなことを考えていたら、それこそノイローゼになるんじゃないか」と思っていたら、ちゃんとそういうことが書いてあるんですね。

われわれは、自分だとか、個人だとかいろいろ言うけれども、実体はその人とある対象との響きあいのなかで自分というのは成り立っている、ということも知りましたよね。人間というのは関係だと。生物個体としての自分はあるけれども、その人の個性だとか、「その人」と呼ばれているものは、いろいろなものごととの関係のなかから生まれてくるのだということは、事実でしょうね。

澤地　はい。

中村　という話は、若い人向きではないかもしれませんけれども。

澤地　いえ、そういう糸口があると、そうかと思って、キェルケゴールなんて敬遠して読まない人も、読んでみようと思うかもしれないから、人生にはいろいろな入り口があることを知った方がいいです。誰しも、抽象的なお説教は嫌なんですよ。しかし、「私はじつはこうだ」というと、「ああ、そうか」と思うみたいです。

中村　それが、自分にとっては精神的にいちばん大きな転機だったでしょうね。ただ、話があまりに抽象的なので、面白くないといいますか、わかりにくいだろうと……。

澤地　でも、若いときの悩みというのは、だいたい抽象的ですよね。あとから振り返ると、自分でも「なんであんなところでつまずいていたのかしら」と思いますから(笑)。

中村　まあ、そうですね。

澤地　でも、そのときは真剣に悩んでいるわけですよね。

中村　真剣でした。

いろいろありましたが、やはり偉大だとか、古典だとか言われている人たちの著作と触れ合うことは、捨てがたいものがあって、この先も残っていくでしょうね。

澤地　論語の素読をやられていたことが、力になったのじゃないですか。

中村　論語の教える行動原理が身についていて、そのとおりに動いているんですね。両親は、論語は宗教ではなくて、一般的な道徳心を説いているので、共産主義であろうと、右翼であろうと同じなのだと言いましたけれども、あれは十分宗教的ですね。人間の行動原理を律するという意味では。

だから、若いときにそういうものに接したということで、自分はしあわせだったんじゃないかと……。

澤地　それは目に見えない、たいへんな財産ですね。

中村　そう思います。その影響力は、いまでもイヤというほど残っています。現地で見ていると、コーランを丸暗記するんですね。小さいときから、意味がわかろうが、わかるまいが……。アラビア語ですので、とてもわかるとは思えないのですが。それを考えると、わたしの受けた教育と、そう隔たりはないわけです。いまはわかっていないけれども、だんだん身につけていく倫理観というのがあるんだなという気がします。

澤地　コーランはとても神聖なものなのに、米軍がコーランを標的に実弾演習をやったことで、アフガンの人たちは非常に怒っているのじゃありませんか。

中村　日本人でいえば仏壇の位牌と同じぐらい尊重すべきものですね。外国人が、仏壇の位牌を標的にして射撃の練習をしたら、怒りますよね。それと似たようなものがあるんじゃないでしょうか。だから、その地域で神聖とされているものを、やたらに粗末にしたり、バカにしたりしてはいけないような気がします。ホントに罰当たりですよ。

典型的な日本人主婦

澤地　喜多悦子さん(医博。現・日本赤十字九州国際看護大学学長。かつて公務でペシャワールに駐在し、中村医師と親交があった)が「中村先生の奥さまというのは、肝っ玉の大きい人よ」と言っていました。「先生よりも、肝っ玉は大きいんじゃないだろうか」って。

中村　ええ、そう思いますね。自分も決して進歩的な人間ではないですが、家内は、ひと世代昔のような感覚をしてる。第一、男の子が一人しかいないのが不安だとか言ってね。「おまえ、昭和何年生まれ?」といいたいぐらいです(笑)。

向こうへ行くに際しても、「私はイヤだけども、あんたが行くならしかたがない」と、諦めがいいといいますか。だから、よく聞かれるんですよ。「奥さんも大変だったんじゃないですか」「奥様のご同意をどうやって得られたんですか」と。

私たちの住んで、生きてきた場所というのは、主人の行くところなら自分も行って当然だと、そういう感覚なんですね。だから、そういう意味で家内が特別立派だとか、ヒューマニズムにあふれたということではないんですよ、ということを若い人に説明しようとするけど、わかってもらえないです。家内の本音は……。

澤地 現地は電気はないし、言葉は通じないし……(笑)。

中村 ねえ。「とんでもないとこに嫁に来たもんだと思ったけども、あんたがそう言うなら、しょんなかたい」という感じでしょう。その感覚というのは、若い人にはなかなか通じないですよ。「そういうもの」というふうに思ってるんですね。

澤地 何年生まれでいらっしゃいますか。

中村 昭和二十八年生まれです。両親が、やはり満州の開拓団です。家内の母は、ほんとうは満州になんか行きたくないけれども、そこに嫁に行った以上は仕方がないということで一緒に行った。そういう気風なんでしょうね。

澤地 大牟田の人ですか。

中村 もともとは熊本です。いいか悪いかは別として、「そういうものだった」というのが、なかなかわかってもらえない。「それは、女性の権利の侵害になりませんか」と言われるから「それは、家内に聞いてください」と答えている(笑)。

澤地 ご本人が、そこで選択しているわけですから。

中村 だから、離婚しようと思えばできたわけですよね。

澤地 そうですよね。「イヤだ」と言うこともできたわけですね。「私は行かない。日本にいます」と言うこともできた。「家内は典型的な日本人主婦で、日本をはなれては生活できないだろうと本人も私も信じきっていたのである」と先生は書いておられる。ペシャワール行きは、たいへんな勇気ですね。先生が現地に赴任されたあと、わりとすぐに家族を呼ばれるじゃないですか。

中村 ええ。

澤地 奥さまお一人で、お子さんを連れていらしたんですか。先生、迎えにいらした？

中村 もちろん、私が連れて行きました。子は二人でした。先に行って、家を準備しておいて。

澤地 なんか、すごく大変なお家だったみたいですね(笑)。倉庫みたいな。

中村 いや、ほんとにすごいところでしたね。そこに七年間いましたけどね。

そういう意味では、家内は私以上に保守的なのかもしれないですね。

アフガニスタンの人口は約二千万人(二千四百万人ともいう)。複雑な民族構成だが、最大の民族はパシュトゥン族で、約八百万人。欧亜列強によって、古来からのパシュトゥン族が住む地域に国境線が通され、パキスタンとアフガニスタンに分断された。

アフガンには二十以上の民族がおり、モザイクのような国にあって、人々は共生の知恵をもち、イスラム教で結ばれている。外敵の侵入に一度も敗北したことはないという誇りと、独自の文化をもっている。

パキスタン側の国境地帯は「部族自治区域」として自治を認められ、中心の町がペシャワールであった。

ハンセン病にせよ他の病気にせよ、中村医師が診療にあたる多くが、アフガンのパシュトゥン難民であった。ペシャワール会の活動は、中村医師の「アフガン領内に診療所建設を」というプランのもと、アフガン問題ととりくむことになる。アフガニスタン北東部への活動延長は、はじめてヒンズークシュ山脈を訪れた日、一行中に医師がいると知り、助けを求めてきた人々になにもできなかった「衝撃の帰結」、「あまりの不平等という不条理にたいする復讐でもあった」(『アフガニスタンの診療所から』)という。

中村　野蛮な国を文明化してやるというような奢りね。これは食えないと思いますね。アフガニスタンは、われわれから見てずいぶん惨めだと思えるようなところはあるけれども、それなりの文化的なスタイルで生活してきた、独立心の非常に旺盛な民族なわけで、そこに議会制民主主義を導入しなければ、この人たちはしあわせになれないと言ったりする。その奢りは、私は受けいれがたい。そういう意味では、うちの家内も保守的でよかったのかなという感じがしないではないですね(笑)。

澤地　でも、長野の講演会での会場の質問に答えられて、「三十年も一緒にいる家内の気持ちもわからないんだから、わかるわけない」って言っておられたけど(笑)。

中村　私は、「愛してる」とか、歯の浮くような言葉は嫌なんですね。家内がいないと、自分のいまの仕事はできないというのは、百も承知ですし、誰よりも家内のことをよく知っているというのも事実なんです。それでも、三十年経っても、「こいつ、何考えてるんだ？」というのはあるわけで、まして、外国に行って、習慣も違う、言葉も違うところで、すぐにわかれというのは無理だと。そこには、忍耐と年月が要るんじゃないか、ということを答えたかったんです。

いまのアメリカの動きや、国際的な動きを見ているとそう思えるわけで、自分と違うものをすべて、善悪だとか、優劣だとか、後れてる・進んでるというカテゴリーに分けてさばいてしまう。そのことに対する警告を発したかったというのがそのときの真意です。三十年も一緒にいる家内を引き合いに出して悪かったですけど(笑)。

澤地　そうでしたか。私は、ほとんど奥さまのことを話されない方が、めずらしいと思って心に留めたのです。

中村　それは、感謝してますよ。しかしですね……。

澤地　ありがとうって言えないんでしょ？

中村　言えないですよ。そんなことを言うと、家内は気持ち悪がって、私を精神病院に連れて行きますよ(笑)。

宗教の「共通性」

澤地　人の行動原理を律するという意味で、儒教というのは十分宗教的だというふうにおっしゃいました。

ご自身はクリスチャンでいらっしゃる。そのクリスチャンであるということと、十分宗教的であるという意味での儒教的なものが、実際にパキスタンや、アフガニスタンで活動をなさるときに、ご自身のなかではどういうふうに生きているのか。あるいはそのことは、向こうの人にどういうふうに受け止められているのでしょうか。

中村　これはまったくおっしゃるとおりで、論語を読んでいるときには意識しなかったですけど、儒教的な教えは、キリスト教、そしてややこしいことにイスラム教にも出てきているわけです。「この宗教ではこういう表現を使うけれども、仏教徒はこう言い、われわれキリスト教徒はこう言う」というような、共通の何かを感じることがあります。

私が馴染まされたのは、陽明学の「論語」です。陽明学を開いた王陽明という人は、宋の時代に官吏だったのですが、いくら論語を勉強してもよくわからない。四書五経を読める人は、世界中にどれだけいるか。それを読破したからといって、その人が立派な人間になるのか？　という素朴な疑問を抱くわけです。そこで王陽明が考えるのは、実は、われわれの知識以前に事実があるのだと。その事実を感得するかどうかで、その人の徳の高さが決まるのだというのが、だいたいわれわれが習った論語の読み方なのです。

その「事実」は、イスラム教の中にもあるわけで、論語の字句の中に示される徳目は、イスラム教の徳目であり、キリスト教の徳目でもある。深いところで共通の根っこから発している……ということが、現地にいて実感として分かるような気がするのです。だから、「キリスト教の仲間だけで通用する言葉でなく、その辺りを歩いている普通のイスラム教徒にも解る表現で語ろう」ということも出てきます。

そういう意味で、論語や聖書を学んで得たものが大変役に立ちました。ここで「語る」とは、必ずしも言葉ではありません。行いや態度でしか語れぬこともあります。

「全ての宗教が同じだ」と無原則にいうのではありません。時代や地域によって隔てられていても、大きな影響を与えた教えは、何か大切なものを「文化」として根づかせ、それぞれに独特のスタイルを持っています。私たちが感ずる「神聖さ」の根源は、人が語り得ない奥深いところで輝いている。一方、その「事実」を人知は定義できない。何かしら人の超えてはならぬ「神聖な空白地帯」を、その地域と時代で共有できる形で戴いている。

だから、その事実に触れる者は、なに教徒であろうと、決して宗教が異なるからと言って人を排斥することはないかと思います。ちょうど、同じ山から流れてくる異なる水源をたどってゆくと頂上に至るようなものだと思います。

たとえば「同じ人間だから」というのを、現地では「イスラム教徒だから」と……。「イスラム教徒だから」というのは、単にイスラム教を信じている者というよりは、「皆、神から生まれてきた、同じルーツをもつ、同じ同朋だから……」という考え方が根底にあると思います。ただ時代と場所でずいぶん修飾されますが……。

過激な人は、違う意見をもっているかもしれませんけれども、それでもイスラム過激論者とよばれるタリバンの人たち——アルカイダの人たちとは接触したことがありませんけれども——、タリバンの人たちが、いちばんよくわかってくれました。それは不思議でしたね。彼らが、イエス・キリストを罵倒することはなくても、ヨーロッパ側がムハマッドを罵倒することはしょっちゅうあるわけで、それには、偏見のようなものを感じます。実際は、人はそういった偏見からは自由であるということで、論語の教えというのが、非常に役に立ちます。

死後の世界のことにしましても、皆、死んだら天国へいくように、善行をこの世で積むというふうにいうんですけれども、実際には、やはりお腹が減っていればご飯を食べたいし、豊かになりたいわけですね。孔子は、「先生は、人間が死ぬということについてどうお考えですか」と問われて、「自分は、生きていることもよくわからないのに、死んでからのことまではわからん」と(笑)。それは、イエス・キリストも言っていますね。

ある人がカマをかけて、「一人の男が結婚したら奥さんが死んでしまった。二番目をもらったら、また病気で死んだ。三番目も死んでしまった。そうやって次々と七人の女性と結婚した。もしこの男が天国に行ったときに、どの人が奥さんになるのですか」という質問をイエス・キリストにする場面があります。イエス・キリスト答えて曰く。「神というのは、死んだ人の神ではなくて、生きたものの神である」というのです。ということは、孔子の教えと同じであって、「我未《いま》だ生を知らず、いずくんぞ死を知らん」ということを、イエス・キリストもおっしゃっている。

そういうふうにして、イスラム教の中にもそれと似たような言葉があって、それでもって理解しやすいところがある。そういう意味では、非常な力になりましたね。

澤地　それぞれの宗教の代表者がきちんと話し合って、「ここは違うけど、ここは同じじゃないか」というようなことをやったら、戦争はなくなりますね。

中村　そうなんです。これは私の、アフガニスタンだけでの体験かもしれませんけれども、イスラム主義者だとか、過激なイスラム論者だとかいう人ほど、私の言うことをよくわかってくれるんですね。妙に世俗化するよりも、かえってその教えを忠実に守ろうとしている人のほうが……。

澤地　原理をきちんと知っている人のほうが、わかりあえるんですね。

中村　だからよく、キリスト教会のほうから、イスラム教徒と接して、最近はモスクまでつくっているので、「矛盾はないのか」と言われるけど、矛盾はありません。それよりも、ブッシュ大統領――私と同じ宗派ですけれども――のしていることは、とんでもない話です。聖書には、「報復はするな」ということは書いてあっても、「報復爆撃をして何万人も殺せ」なんてことは書いてない。「十字軍」というぶっそうな言葉を言っていました。

澤地　ほんとうにねぇ。

中村　私は、日本人がキリスト教というときに、あれはほんとうのキリスト教ではなくて、ヨーロッパ教とでもいうものがあって、それをキリスト教と勘違いしているんじゃないかという気がします。

Ⅱ

アフガニスタン、命の水路

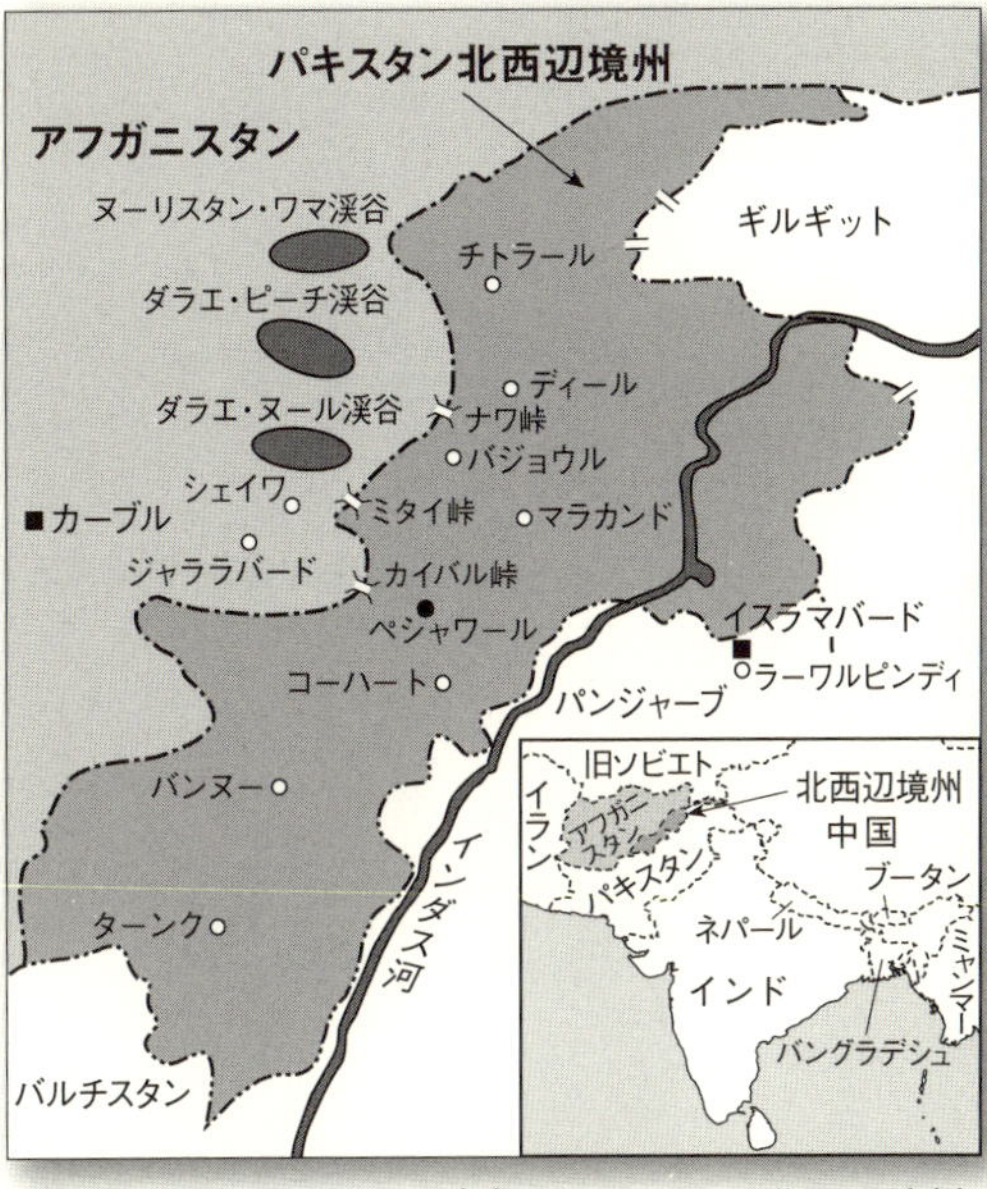

図 **15**　アフガニスタン東部とパキスタン北西辺境州

よみがえる大地

最初のインタビューが終り、中村医師が水路建設さなかのアフガニスタンへ向かわれてすぐ、八月二十六日、現地で伊藤和也ワーカーの拉致、殺害の悲しい事件が起きた。

伊藤さんの柩につきそって中村医師は一時帰国。現地の空気の変化から危険を感じ、日本人ボランティアの一時帰国をすすめていたときの事件であった。中村医師は現地へ帰る途中のバンコクで急報を受けている。私たちのこの仕事は手をつけたばかりで、前途になんの見通しもなくなった。待つ。それしかないと心を決めたのだが、思いがけず十一月、中村医師は参議院から招かれて帰国された。内閣提出のテロ対策海上阻止活動に対する補給支援実施の案件である。

伊藤さんの死に同情の声は高く、犯人はタリバンと連日報道され、現地の実態は知らされないまま、日本国内に一種のムードが生れていた。

参議院での証言を終えて、中村医師は「闘志」のかたまりのようになっていた。静かな火である。伊藤さんのことにふれるのは、傷に焼火箸をさすにひとしいように私は思い、弔意は口にしたが、「なぜ?」というたぐいの質問はしなかった。現地は落ちついているという、その作業の進捗状況からうかがった。

アフガン現地は、水路の第三次建設にかかろうとし、酷暑のもとで労働がつづいていた。第一期工事の十三キロの水路には、水が流れ、人が動物が水に寄ってくる。緑色の大地が姿をあらわしていた。

全員しろうとの集団である。中村医師はこれまで、帰国のたびに九州各地の用水や水路を見て歩いた。そこで見出した古人の知恵をアフガンに生かして窮地を切りぬけているし、アフガンにもまた古来からの生きる知恵があった。一つの例は蛇籠《じゃかご》である。コンクリートで護岸を築くところへ蛇籠を積んだ。現地の人たちはわが家を建てる礎石に泥や石を利用し、いわば石工の技術をもっている。針金を亀甲模様に編んでゆき、そうして作った網目状の「袋」に石をつめて蛇籠とする。形の一定しない蛇籠も、きちんと積まれると、きっちりと直線を描く堤になった。水

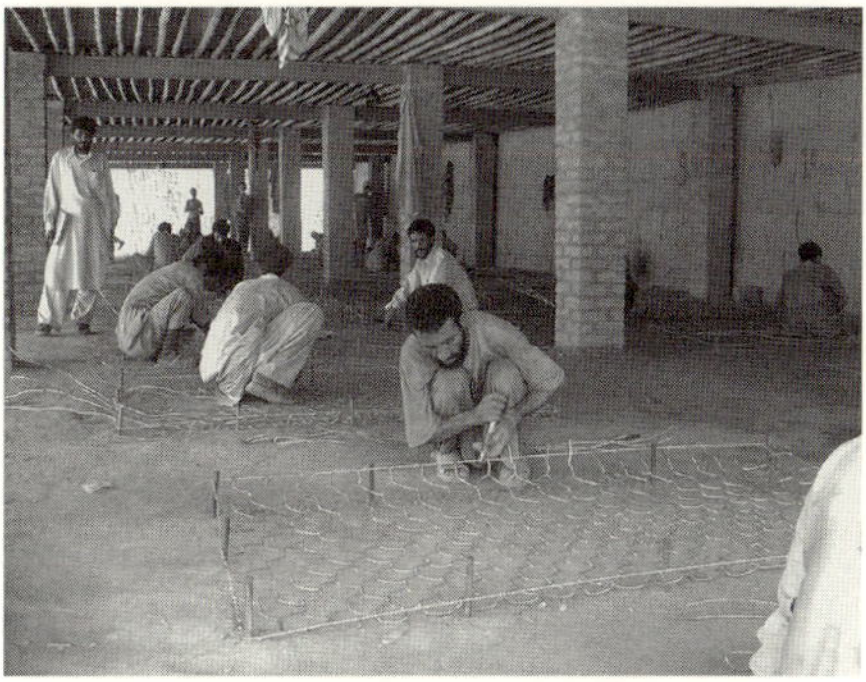

図 16　蛇籠作りに励む人々

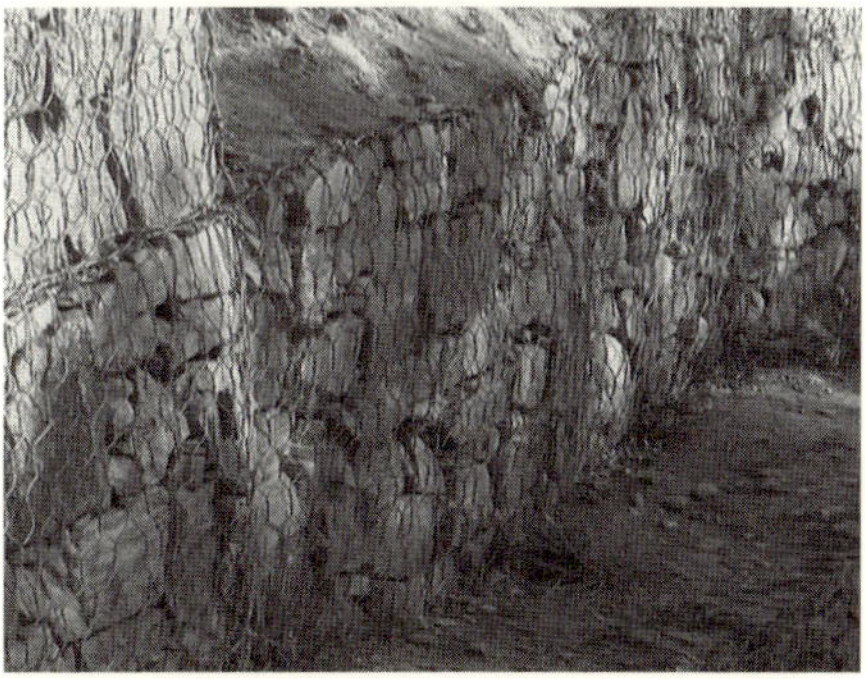

図 17　蛇籠を積上げて作った用水路護岸

を引きいれ、さきへ水路を掘りすすむ。その背後に、確実に緑がよみがえった。護岸の強化には柳の一種が使われ、地下にのびた柳の根が蛇籠にからみついて、堤を強化するのに役立った。なによりも、緑の木々は天恵の救いのようだった。

澤地　水路の補強に植林をすすめているのですね。

中村　ずいぶんすすみました。柳の苗木は、六月頃から約十万本準備しましたが、十万本ではすまないので、さらにユーカリが乾燥地に強いので植えています。

澤地　あの木は早く育ちますね。

中村　ええ。その二本立てでやります。さらに、松の木に似たガズを二十万本、幅百メートル、長さ三キロメートルにわたって植える植林を、既に進めています。今年の暮れから、来年の始めにかけて水がつきますと、その水遣りが非常に楽なので、水路沿いにずっと植えていけます。ちょうど日本で見られる白砂青松という感じです。

澤地　砂は白いんですか。

中村　白いです。海はないですけど。

澤地　水源は、ヒンズークシュ山脈の氷河の融けた水を引くわけでしょう？　地球の温暖化現象で、山があまり凍らないということはないんですか。

中村　凍りはするんですが、春先に急激な雪融けが起きるんです。以前なら、万年雪として残りながら少しずつ融けていたのが、春先にドッと融けてしまうんです。

それで、洪水は増えるけれども沙漠化は進行するという、妙な状態になっています。おそらく温暖化のせいじゃないかというふうに、皆、見ていますけどね。

澤地 水路をつくっているけれども、肝心の水源になる高山に変化が起きてくると、もうひとつ難しいですね。

中村 ええ。問題は取水口の工夫です。洪水に耐えうると同時に、真冬は極端に水量が少なくなりますから。

澤地 貯水をしなくちゃならない？

中村 貯水もやりますけれども、川の水位がうんと下がったときでも取水できるような適当な高さの……。しかしあまり塞《せ》き上げますと、今度は洪水で水門がやられるので、その加減が難しいのです。

澤地 でも、先生は土木や水利の専門家じゃないですから(笑)。誰か、土木の専門家がボランティアで行っているんですか。

中村 いや、行っていないです。でも、川沿いは軒並みそうなんです。いままで肥沃な穀倉地帯だったところが、次々と沙漠化しているんです。おそるべきことです。私が「戦争どころじゃない」と言っているのは、そのことで、国民の半分が食えないわけです。

その取水堰をどうするかというので、いま、うちだけではなく、周辺の取水口も次々と干上がっています。冬の取水が困難になりますと、むこうの主食は小麦ですので、皆、食べられなくなる。それで、われわれは、近所の村々の取水口修復を手当たり次第に支援している状態です。

澤地　ほかにも水路をつくっている人たちがおられるんですか。

中村　アフガン東部には、いないと思います。

澤地　作業は土地の人たちがやっているんですか。

中村　ええ、そこに住んでいる人たちですね。いままでは、夏と冬の水位差が大きいので、真夏に土砂で埋まったのを、冬になると村全体で浚渫《しゅんせつ》して、日本でいう聖牛をご存じですか。丸太を組み上げて、それを川のほうに斜めに突き出して、そこから水を取り込むのですが……。

澤地　一種の堰ですね。

中村　そのとおりです。

澤地　日本で古来から使ってきた、石や木を組み上げて堰にするという方法ですね。日本人が、一回捨ててしまったものですね。

中村　ええ。それは、夏になると流されますので、毎年冬になると、石や木を並べて水を取り込むというのが、むこうの普通の農村なのです。

澤地　日本が古くからもっていたやり方と、アフガンの人たちがもっていた知恵が共通しているということですか。

中村　そうだと思いますね。あの形を見ていると、丸太をコックリさんのような形に組み合わせまして、石を周りに置くやり方ですから、日本で見られるものとあまり変わりがないですね。真冬の取水は、いままである程度、その手作業だけでできていたわけです。ところが、真冬の取水が、それでも困難になったものですから、ある程度機械力に頼らざるを得ない状態になりつつあるんですね。

そうすると、どうしても貧しい農民の自力ではできない。

打つ方法はあるんですけれども、なかなかそこまでやってくれるところは少ない。それこそ、国家的な援助ですべきものですよね。

「時差」四時間半

澤地 話が飛びますけど、きのう、国会で証言をなさったのですか。
中村 はい。きのうの一時からでした。参議院です。
澤地 今朝、朝刊を見ないで出てきてしまったのですが、どうでしたか。政府側の証人として、先生を招いたのですか(参議院選挙で多数派となった野党民主党の参考人)。
中村 どうなんでしょうね。いま、突貫工事の真っ最中で、「この忙しいときに」と思ったけれども、政治家というのはエライものなんですね。簡単に人を呼びつけることができる(笑)。
澤地 断わることはできないのですか。
中村 断わることもできましょうけども、あまり敵をつくってもと思って(笑)。それに、今までの戦争協力に反対する人々が話を聞きたがっていた。
澤地 でも、この前は、自民党の亀井とかいう議員が先生の発言を「取り消せ」と言って、ひどかったじゃないですか。

中村　七年前ですね。

澤地　今度は、そういうことはないですか。

中村　今度は、どちらかというと耳を傾けてもらっていたと思います。どういうムードの変化かは知りませんけど。

澤地　それは、伊藤さんという青年の犠牲が出たことで、いつもはかなりふざけたヤジを飛ばしたりするけれども、この事態で目立てば、自分のプラスにならないと読んだんじゃないですか。

中村　ええ。どうせ……と言っては悪いけれども、政治の世界だから利用され得るというのはわかってのことです。こっちとしては、正月もむこうで越さなくちゃいけないし、まあ、ついでに家に帰れると思って来たんですけどね(笑)。ただ、呼んでくれた野党側には、好意的に聞いてくれた人々が多かったのです。

澤地　現地と日本とは、どのくらい時差があるんですか。

中村　四時間半です。

澤地　短い滞在日数のなかで、この時差を乗り越えるのはなかなか大変ですね。

中村　頭が回転しないですよね。

澤地　トウモロコシを食べることはないのですか。

中村　食べます。

澤地　トウモロコシと小麦が主食と考えていいですか。

中村　小麦が七〜八割で、あとは米とトウモロコシですね。米は、皆、好みますけれども水の量が足りないので、たくさんつくれるところは少ないですね。だから、むこうでは〝おごちそう〟です。一週間に一度か、二度はお米じゃないでしょうか。高級な主食という感じです。夏の水量が多いところでは、米は好んでつくられますが、水が少ないところはトウモロコシです。

澤地　われわれにはお米があうんですかね。

中村　そんな感じがしますね。むこうでも、皆、米にあこがれています。ただ、水がないのでとれないだけです。

澤地　米をふかして食べるんですか。炊《た》くんですか。

中村　いわゆるインド米、長粒米がほとんどですから、油で炒めて、ちょうどピラフみたいなつくり方ですね。

澤地　炊くのではなくて、油で炒めて、水を入れて……。米はそんなに軟らかくならないですね。

中村　そうですね。

澤地　土地の料理のかたちとして、ほかのものもそうやってつくるんですか。それとも、お米だからピラフのようにするんでしょうか。

中村　うーん、だいたい油ッ気が多いですね。

澤地　ヒツジの脂ですか。

中村　ええ、以前はギーというヒツジの脂が多かったですが、最近はヒマワリ油がかなり出まわっています。

澤地　ヒマワリを栽培して、そこから油をとるような小さな町工場のようなものがあるんですか。

中村　精製所はあるようですが、圧倒的に輸入品が多いです。

澤地　原料として出す？　そして輸入？

中村　原料は出すけれども、加工するところはわりと少ないですね。いま、そんな事業をしようとする者が少ない。食べ物に対する関心が薄いんですね。というのは、現地の人の関心が薄いというのではなくて、外からやってくる援助が、どうしても学校を建てるとか、そちらにいってしまうので、皆が食べていくという方向には、なかなか外国の支援が向かないです。といって、現地にそれだけの投資力、財力があるわけではないので、そういうあたりが見ていて矛盾する点ですね。

澤地　賠償とか復興支援はインフラ、つまり目につく建物などが主になり、そこに汚職の生れる土壌があったと思います。もちろん学校はあったほうがいいですし、識字率は上がっていく必要がありますけれど、私たちの考える学校施設である必要はないですよね。寺子屋でも何でもいいんじゃないですか。建物は建っているんですか。

中村　外国の支援で、けっこう建ってるんです。それでまた、日本がいちばん好きなんですね。悪口に聞こえるかもしれませんが、ともかく学校の建物をつくるのは、日本がいちばん熱心ですね。

皆、実はどうなのか、といいますと、もちろん雨が降るときは中にいますけれども、ほとんどの場合、結局、外で授業をやってるんですね。校長先生に聞いたら、中は暑いし、木陰のほうがいいからって。それを考えると、建物よりも中身じゃないかという気がしますけどね。

マドラッサ

澤地 まず食べられて、生きていけなければ定着性をもてないから、教育も身につかないでしょう。

中村 そうだと思います。われわれが慣れているのは、いわゆる国民学校です。しかし、農村地帯に

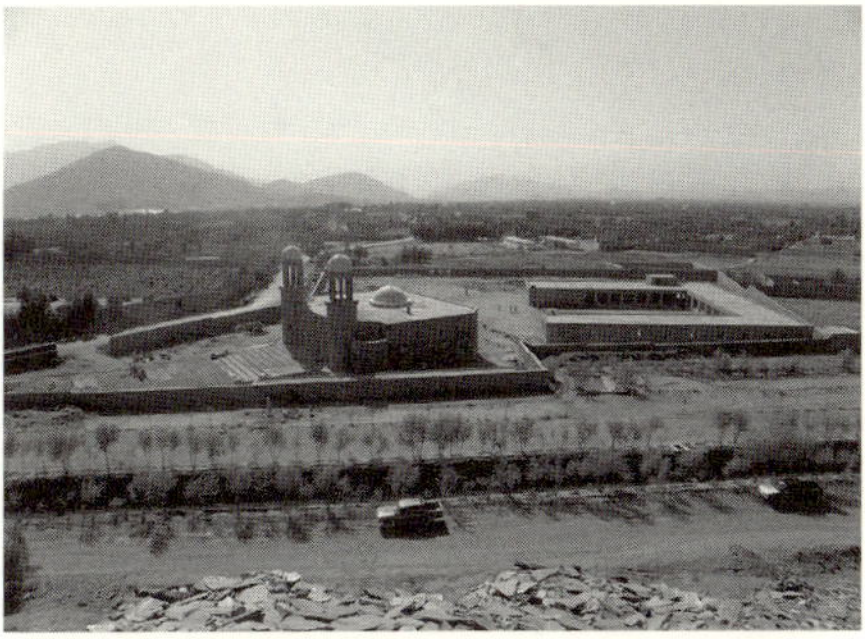

図 18　完成したモスクとマドラッサ（手前が用水路．周辺に蘇った広大な耕地が広がる）（2009 年）

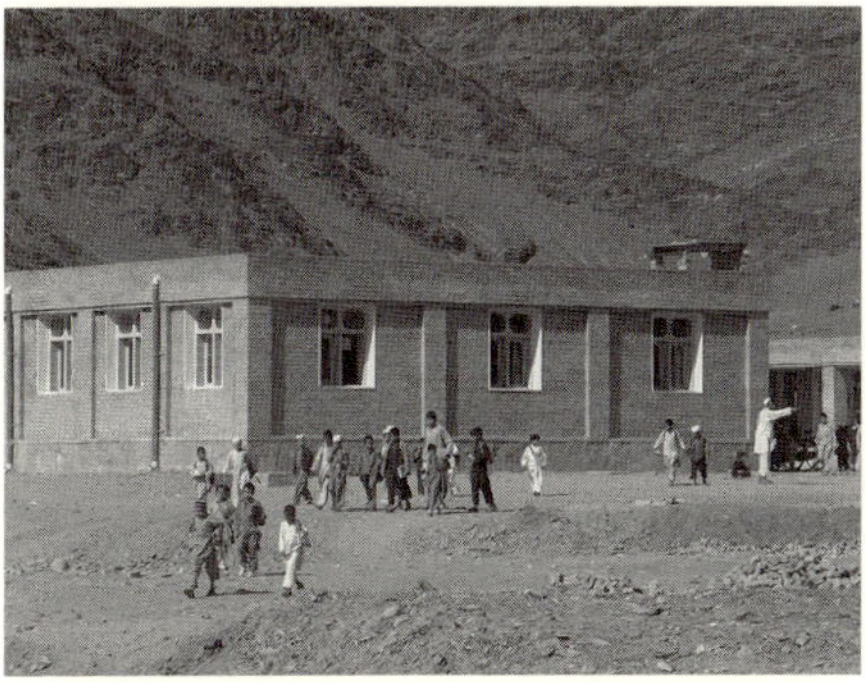

図 19　マドラッサの下校時間の風景（2009 年）

行くと、伝統的な寺子屋といいますか、モスクを中心にした識字教育などをするところ――マドラッサといいます――があって、国民学校はそれと並存している状態なのです。

特に米軍が入ってきたあとは、そのモスクを中心とした教育を排除して国民学校を増やそうとしています。国連も、欧米の団体、日本の団体も、マドラッサは、援助項目から外しています。いままで、モスクを中心に行われてきた学校教育は、危険思想の中心だという考え方が、どこかにあるんでしょうね。モスクを中心にした寺子屋方式の教育という、昔から地元に根付いたものがなくなるのは、地域のアイデンティティがなくなるに等しいわけです。国民学校もけっこうだけれども、マドラッサの建設もやってくれと言っても、その要望は通らないです。それどころか、爆撃の対象にしている。

マドラッサで学んでいる子どもを、タリバンというのですが、それはアラビア語です。単数形がタリブ、複数形がタリバンですが、マドラッサで学ぶ子どものタリバンと、政治勢力としてのタリバンは違うのです。その区別もよくわからずに、「タリバンが集結している」というので爆撃して、「タリバンを八十名殺した」と新聞に載る。死んだのは皆、子どもだったとかね。タリバン＝過激思想の持ち主じゃないんですよ。

澤地 先生たちが井戸を掘るときに、タリバンの兵士が一緒に働いたりしていますよね。

中村 その場合のタリバンは、いわゆる政治勢力としてのタリバンですけれども、その名称そのものは、「学童」だとか、「ミッションスクールの生徒」というのに等しいわけです。それと政治勢力とは違うという、現地で通用する常識すら知ろうとしない。無視してるみたいです。

たしかに、マドラッサを中心に、いわゆる政治勢力としてのタリバンが発生してくることは事実ですけれども、マドラッサと聞いただけで、外国から来る人は嫌悪するという状態です。あれも、よくないですね。過激思想をどう定義するかは別として、政治性をもったマドラッサはむしろ少ないですよ。マドラッサというのは、日本ではあまり知られていなくて、「タリバンを生み出すところ」ぐらいの理解しかないですが、実際は、地域の共同体のかなめなんです。

あそこは、基本的に地域自治の社会ですから、たとえば各村が争っているときに、その調停役になるのがマドラッサなのです。ですから、その地域に不可欠の要素であるわけですが、なかなか外国の人がそれを理解してくれない。これは僕の言葉ではなくて、アフガニスタンの教育大臣の話です。マドラッサがないことには、アフガニスタンの地域共同社会というのは成り立たないということを、彼は強調していました。しかし、マドラッサ＝タリバンという連想で、国連は援助項目から外している。そのことを嘆いていました。

われわれもいま、マドラッサをつくっています。用水路をずっとつくっていた三年前のことです。その途中にわりと大きな空地がありました。「マドラッサの建設予定地なんだけれども、とてもこの貧困な状態ではつくれない。政府が、いったんつくる約束をしたけれども、その後、国連や米軍の目を恐れて、ビビッてつくらない」という。ちょうど水路工事をしている最中で、資材・機材、鉄筋、セメントが豊富にありますから、「じゃあ、ついでにつくりましょう」といって建て始めました。今年中にできると思います。

澤地　そうですか。マドラッサのでき方というのは、大きくても小さくても、中心にモスクがあるということですね。
中村　ええ。
澤地　信仰の中心であり、同時に長老たちの会議によって地域を動かす原動力の場になる。子どもたちの教育もする。
中村　そうですね。
澤地　そこには、女の人も行けますか。
中村　行けます。地域によって違いますけれども、これもまた誤解があって、女性のマドラッサというのもあるんです。
澤地　それは、女たちだけ？　男は入れない？
中村　ええ。日本の昔の女学校ですね。場所がない場合は、学校をまっ二つに割りまして、こちらは女性、こちらは男性と分けるんです。
澤地　それは、ちょっと儒教的なところですね。「男女七歳にして席を同じうせず」に通じる。
中村　まったくその世界ですね。
澤地　それぞれに何の宗教をもっているかということではなくて、人が生きてくる過程のなかで、同じようなことをやってきたんですね。
中村　日本でも、ヨーロッパでもかつてはそうだったじゃないですか。男女隔離だとか、分離だとかいうのは、普通に行われていたことで、それが自然なかたちで変化していく。

澤地　ええ。外から、ほかの価値観を押しつけるのではなくね。

中村　力ずくでやるというのは、昔のことを強制するのと同じレベルの暴力ですよね。

　マドラッサをつくるのを、私たちが引き受けましょうと言ったら、教育大臣がえらく喜んでくれました。マドラッサというのは、日本でいえば県にいくつかあるというぐらいの、わりと大きな地域を束ねる、中心地なのです。だから、地域の村長さんたちが寄ってきて、鍬入れ式のようなことをしたのですが、そのときに皆が何と言ったと思います？「これで自由になった！」と言ったんですよ。

澤地　自由になった？

中村　「われわれは、これで解放された」と言って、皆、大喜びだったんです。

澤地　それは、自分たちの伝統のなかにあって、「これこそがわれわれだ」という喜びでしょうか。それこそ自主性。いま何が冒されているかといったら、その自主性が冒されているわけですよね。イラクにしても、アフガニスタンにしても、「これがわれわれだ」というものを、無視し否認する。爆撃し、殺して、伝統的な習俗を否認するところに目的があるみたいなことをやられているわけだから。

中村　まさに、そのとおりです。

澤地　ソ連軍の武力侵攻があり、内戦があり、さらに9・11事件以後のアメリカの武力行使があった。その破壊のあとへふたたび自分たちの大切なものが作られれば、それはほんとうに自由が帰ってくるということですね。

中村　ええ。彼らが生きていく上での土俵とでもいいますか、そのものを否定されてきたというのが、この数年のいきさつで、それが許された、戻ってきた喜びというのは、われわれの想像を超えるものがありました。

用水路で、いままで沙漠化した土地が潤い、皆が食べられるというときにも、皆、大喜びをしましたけれども、びっくりしたのは、それと同じか、それ以上に、皆が喜びました。あれは、意外だったです。よく言えば、そういう精神性が高いのだというふうに思いました。

彼らは国民学校が悪いと言っているわけではありません。そのマドラッサの近くには、いくつかの女子学校も、男子学校もあります。しかし、地域のかなめにマドラッサができて、そこで村どうしの争いの仲介や、敵どうしの和解ができるわけです。そのことがうれしかったんでしょうね。マドラッサは昔から大事にしてきた精神的な拠りどころ、自然な形で長い年月拠りどころにしてきたものじゃないですか。国家統制も及ばない、彼ら自身の聖域であるわけです。それを非常に大事にする。

一方、マドラッサを建てるということで、今度は、偏見をもつ人がいて、そこで物議をかもすわけです。ペシャワール会は、タリバン・シンパじゃないかとか(笑)。ちょっとねぇ。

澤地　過激派の養成機関に援助しているというふうに取るんですかね。

中村　そういうふうに取るんでしょう。日本でもそうです。私が「それはおかしい」「イスラム教徒であることは、悪ではないんだ」という意味のことを言うと、すぐにそういう烙印を押したがるんですね。

澤地　異教徒である人たちを地上から抹殺しなければ安心できない、ということになるじゃありませんか。極端なことを言えば(笑)。

中村　まさにそのとおりですよ。いまやっているのは。

だって、われわれのように信仰心の薄い日本人だって、神社仏閣をあんなに平気で、バンバン爆撃して壊されたら、どう思うでしょうね。それを平気でやり、国民学校でないと、まるで教育でないようなことを言う。国民学校ができれば、当然、国家統制が入って別の弊害も発生し得る。

澤地　それはそうですね。いまの状態で、さらに沙漠化が進む方向に手をつかねて流されれば、難民は帰っていくところを失います。そうしたら、一つの国が消えますよね。国家はどうでもいいけれども、ほんとうにその人たちの存在を支えるものがなくなりますよね。

中村　ふるさとが消えてしまうんです。むこうの人のいう「クニ」というのは、ふるさとですね。

国家というのは、国の家と書くわけですが、いまは、国民というかたちで一種の均一性を求める。その傾向というのが、アフガニスタンにおいて非常に露骨です。それが成功する、しないは別にして。

澤地　でも、世界中が一色の、のっぺらぼうな人たちによる組織になったら……。そんなことには絶対にならないし、なったらつまらないですね。

中村　面白くないですね。

澤地　日本に何ができるかと考えるときに、政治家たちが、「現地は不自由だ」とか、「危険だ」とかいう理由で現地へ入らないのはまだ許せるけれども、現地で仕事をしている人たちから、なぜ学ばないんでしょうね。教えてもらったらいいと思うんですよ。何がほんとうに必要なのか。

中村　自民党政府の政治家と話をしても、宙に浮いた情報だけで空中戦をしている感じです。謙虚さといいますか、現場の証人に対する謙虚さというものは、あまり感じられないことが多いですね。彼らは、紙の上でつくったものをもとに、何かをやっている。ちょっとこれは危ういんじゃないかという感じがします。

昨日、国会でこういう質問があったんですよ。「あそこはもともと乾燥地帯なのに、干ばつとかいっているけど、ほんとうですか」って。冗談じゃないですよ。むこうは、自給自足で百パーセントの食糧自給だったのが、いまは半分に落ちてるんですよ。そういう認識でアフガニスタンのことを議論するなら、取り消してください、と言いました。その程度の、どこからか仕入れてきた知識と想像だけで組み立てて、それを検証するという作業なしに、国策に都合のいいようなことを決めてしまうというのは、危険ですね。「もう、この国は終わりだ」と思いましたね。そうやって、ますます実態から離れていくところで、議論だけが遊離していく。その危険性ですね。

澤地　私は、アメリカはいっぺんには変われないと思うんですね。オバマという人がどれだけ優秀であっても、時間がかかりますよね。破綻から方向を変えるべく、やっと舵が切られたというだけのことです。

そして、オバマさんは、十六カ月以内にイラクから撤兵すると。それははっきりしているけれども、あの人も当選しなければならないから、アフガンからも全部手を引くということは断言しないですね。増派の方向です。非常にうまい言い方をして、私は逃げてるなと思っているんですけどね。

中村 僕の想像ですが、オバマさんご自身は立派な人なんでしょうけれども、その善意を許さない何かが働いているんじゃないですかね。われわれからみると、誰がアメリカの大統領になろうと、アフガニスタンにこの状態が続くなら、そう変わらないだろうという感じが正直言ってしまいますよね。

澤地 ペシャワール会のような活動をしている団体は、他の国にもあるんですか。

中村 国というよりは団体ですが、あると思いますが、そういうところは一般に目立たないです。

澤地 そういうところとの知恵の交換というようなことはないんですか。

中村 東部ではほかにないですね。

澤地 アフガンのなかでも、東部はとくに状況がひどいところですか。

中村 全体がひどいです。東部は、川の水が利用できるだけ、まだましだと思います。JICA(国際協力機構)も含めまして、灌漑が大事だということに気づいてやっているところはあります。ただ、いまアフガン国内を移動できない状態ですから、まともな連絡ができないんですね。

澤地 どうして移動ができないんですか。

中村 外国人襲撃が、今年(二〇〇八年)の四月頃から多発して、とても動ける状態じゃないです。私たちの本拠地は、パキスタンのペシャワールというところにありますけれども、今年の四月まで、ペシャワールとジャララバード(アフガニスタン)というのは隣の町みたいなもので、われわれも自由自在に行き来していました。もうそれも困難になってきています。日本の明治維新の尊王攘夷運動に相当するでしょうか。外国人と見れば「殺《や》っちゃえ！」という……。

澤地　そういう人たちがでてきた？

中村　一般的になってきています。

澤地　一般的になってきたのですか。

中村　それは、主に西洋人が対象で、日本人に対する好感というのは、まだまだ消えていませんけど、インド洋上の給油がありますし、六月に、悪いことに陸上自衛隊が行くという話が出てから、急速に悪くなっています。それで、われわれは日本人を帰すのを急いでいたところだったんです。

家族

澤地　先生は何日に日本へ帰っていらしたんですか。

中村　一昨日、十一月四日の夕方です。二日の昼まで(現地で)仕事をしてました。

澤地　どういうふうに帰っていらしたんですか。

中村　参議院が責任をもって往復を保障すると。ジャララバードから、国連機に乗ってパキスタンの首都のイスラマバードへ行って、バンコク経由で東京についたのが、四日の四時半でしたね。

澤地　ジャララバードを離れてから、どのくらいの時間がかかっていますか。

中村　一日半です。

澤地　ヨーロッパやアメリカから飛んでくるよりも、ずっと大変ですね。

中村　これまで、ジャララバード(アフガニスタン)からペシャワール(パキスタン)まで車で移動して、ペシャワールからイスラマバードまで車でくると、それまでに一日から一日半かかります。それで、普通はイスラマバードで一泊して飛行機を待って、だいたい三日かかります。

澤地　国連機は初めてですか。UNと白で書いてある、あれですね。

中村　ええ、初めてです。国際赤十字のは、なんべんか利用したことがありますが。

澤地　二月にご長男が結婚なさる。先生ご夫妻の第二子が、このご長男ですよね。この人の生まれたのは若松ですか。

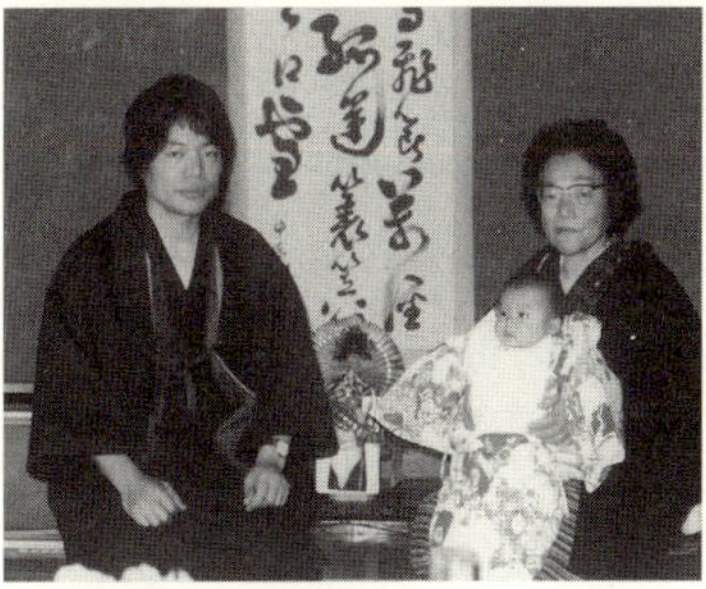

図20　長女誕生(1980年).
医師と母秀子

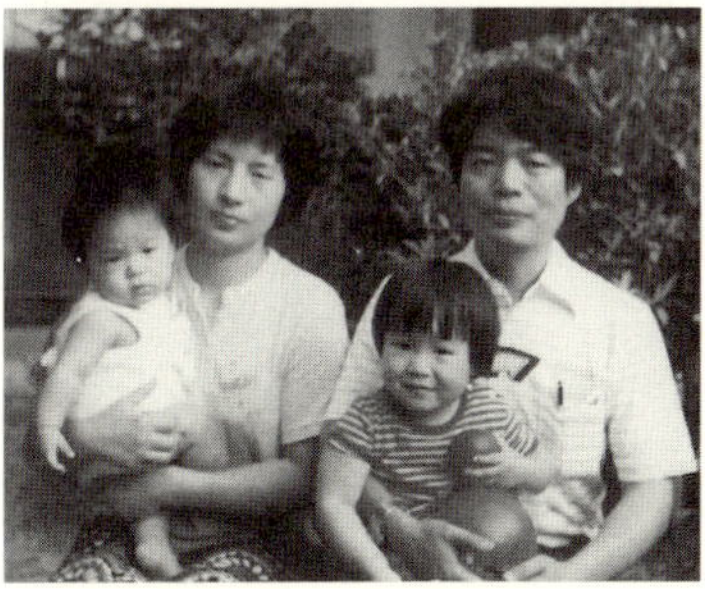

図21　ペシャワール赴任前の
家族写真

中村　エーと、どこだったでしょう。福岡県大牟田市ですね。

澤地　戸籍調べみたいだけど(笑)、この人は、何年生まれですか。

中村　いつだったかなぁ。間違えたら叱られますものね(笑)。

澤地　(先生が)結婚なさったのは何年でしたっけ？
中村　ソ連軍の侵攻の直前だったですから……。
澤地　一九七九年ですね。
中村　一九七九年十月ですね。それから一年して、十二月に娘が生まれ、それから一年半して(今度結婚する息子が)生まれたので、八二年生まれですね。三月三日というのは覚えているんですが……。そう。八二年三月だったと思います。
澤地　教育問題のためか、三回目のご妊娠のためか、ご家族を大牟田へ帰そうと決心されますね。
中村　それはたしか、三番目の子ができたときです。
澤地　それが七年後ですね。はじめおさない長女・長男と妻を現地へ先生が連れて行かれて、休みのときなどに日本に若干の期間帰る。
中村　日本に帰ったのは八月の一カ月間だけですね。
澤地　現地がものすごく暑いせいですか。
中村　現地は暑いですね。八月だけ、年にいっぺん帰っていました。
　一九八七年、三番目の次女を出産するときに、四〜五カ月帰っていましたですね。それを除けば、ほぼずっと一緒にいましたね。
澤地　先生ご一家の生活の中心地は、大牟田になっていった？
中村　(笑)そうです。私も、向うに取り込まれたんですね(笑)。

澤地　先生のご両親は、ペシャワールでの仕事に対して、どういう気持ちをもっていらしたんですか。

中村　父は、もう死んでいました。母は、何年か務めれば、「それでもう、エエんじゃないか。早く帰って来い」と言いました。やっぱり、心配だったんでしょう。

澤地　奥様のほうのご両親は、どういう意見だったのですか。

中村　娘のことは心配だけども、夫がそう言っているなら、ついていかなきゃ仕方がないじゃないかという感じだったです。家内の父は、たしか農業高校出身だったと思います。農業の指導に行ったのかもしれません。ただ、あまり喋りたがらなかったですね。満州での出来事は。

澤地　引き揚げてくるときには、お子さんを連れてですか。

中村　ええ、家内の姉にあたる女の子を一人連れて逃げてきました。義父は満州にいるときに赤紙がきて、南京攻略に参加しています。戦争体験をほとんど話さず、「満州にいたときは大変だった」とぽつりと言っただけです。よっぽど言いたくないことがあるんだろうなとしか、想像できなかったですね。

澤地　先生、お子さんは何人なのですか。

中村　五人でした。一人亡くなって、いま四人です。

澤地　喜多さんが、中村先生のところで小さな子どもと遊んだけど、「何人おったかな」って(笑)。

中村　その頃は三人、女・男・女でした。うちの家内も古風な人間で、「男一人じゃ心細い、もう一人男がほしい」ということで産まれたら、双子だったんです。うちは、医者とはいえ、そう豊かではないので、家内がショックを受けて……。「もう一人、男の子をと思っていたら、双子だった」というわけです。「三人から、一挙に五人。どうしましょう」って(笑)。「育てられるんだろうか」と言うから、「一人が二人になったのなら二倍かかるけど、三人が四人になろうが、五人になろうが、もうこうなったら……」と言ったのを覚えてますよ(笑)。

澤地　そうおっしゃったんですか。

中村　ええ。それで、次男が四番目で、一緒にお腹に入っていたのが三女です。

澤地　生まれてくる前に、もう性別はわかっていたんですか。

中村　いや、わからないです。

澤地　その検査はなさらずに？

中村　はい。

澤地　お医者様でも、なさらないということもあるんですね。

中村　ええ。その頃は、産婦人科医のほうでも、わかっていても言わないという人が多かったですね。

澤地　そうですか。いまは、「障害の可能性あり」とかっていうようです。

中村　やりすぎですね。

澤地　「授かりもの」という気持ちで、生れる子どもを受け容れればいいんですね。

中村　現地でも、先天異常というのはたくさんいるんですね。障害があるからといって、親が子どもを虐待したり、粗末にするという気風はまったくないです。よく、バカな子ほど可愛いって言うじゃないですか。そのとおりですよ。「この子は育てがいがあるんだろうか」という子でも、親は一生懸命になって、「診てくれ」と言ってきます。知らぬが仏というのは、ある意味で真理です。英語で、「知らないことは祝福である」というんですか。私は、それは真理だと思いますね。

澤地　知っても、どうにもならないことなんですね。

先生のご長女は、もう結婚していらっしゃる？

中村　ええ、二〇〇六年ですね。

澤地　そのご結婚に、反対なさいました？

中村　いやぁ、それはなかったですね。

澤地　このお嬢さんも、長男の方も、学校を嫌になったとき、「行かんでもいい」ということになったわけでしょう。

中村　はいはい。家内は、学歴がどうのこうのというのは嫌いなほうなので、「嫌ならやめたらいいんじゃないの」ということです。熊本と大牟田はすぐ近くなんです。福岡よりも近いです。親族は近くにいるほうがいいというので、長女はいま、大牟田にいますから、困ったときはしょっちゅううちに来て(笑)。まあ、それでいいんじゃないでしょうか。

澤地　二月に結婚なさるのは第二子のご長男ですね。

中村　はい。これは柳川におります。北原白秋の柳川です。そこに職場があるんです。そこに居を構えているので、これも近くですから、うちは恵まれているといいますか、何かあったときには皆がパッと集まってきます。

命の重さ

澤地　伊藤和也さんのことがあったときに、先生が、「自分も六年前に子を亡くしたから、ご両親の悲しみはよくわかる」とおっしゃったことが、新聞に出ていました。国会での発言に、先生は伊藤さんのことをあまり語りたくないと言っておられる。ソッとしておいてあげれば、それがいちばんよかったんじゃないですかね。

事件の直後は、マスコミ関係者がペシャワール会の周りにも、伊藤さんの実家の周りにも、押し寄せて大騒動だった。日頃は、アフガンも何も関係ないようなマスメディアがね。いまは波が引いたみたいにして、無関心に戻ったでしょう？

中村　うん、それもおかしいですよね。「治安の悪さを、中村代表が認めた」とかね。そんなの、昔から悪いのはわかりきっている。

それで、私を含めて日本の国民、報道機関、政府をひっくるめて、アフガンの治安に対する認識の甘さがあったのは事実なのに、あたかも、私がそれを知っていながら隠していて、今回それを認めた、という表現の仕方です。私は、野次馬報道が大嫌いですね。今の政府も嫌いだけれども。

敗戦後に日本へ還らず、異国で戦後を生きた日本兵を記録したドキュメンタリー映画「花と兵隊」

が二〇〇九年に公開された。映画を撮った松林要樹さん(三十歳)は、ボランティアのワーカーとしてペシャワール会に参加、アフガンで用水路建設に携わったことがある。三カ月余で現場を離れたという。「志のある方に行くのがいいですよ」と映画に専念するよう背中を押したのは、伊藤和也さんだった。伊藤さん殺害の報に「伊藤さんにささげる非戦の映画に」と誓ったのだという(『朝日新聞』〇九年六月九日「ひと」欄)。誰も知らなかった日本人未帰還兵の記録作品完成後、六人の証言者の死があいついだ。ぎりぎりのタイミングであった。この「出会い」からも、伊藤さんは自ら人生を選び、その選択にゆるがぬ確信をもっていたことがうかがえないだろうか。

澤地 先生はずっと黙っていらした。そのほうがよかったですよ。

中村 だって、ほかに言葉が見つからないですよね。「悲しかろうな」と言う以外にないですよね。「遺志を継いで……」というようなことは、社交辞令として言わないと世間が納得しないところがあるけれど、それ以上の言葉は言いたくないですよね。実は、向うでの殉職者は六人目なんですね。五人のアフガン人職員が殉職したというときは、日本側は何も言わなかったです。「気の毒に」ということは言いましたけれど。

さらに、「危ないから、皆、引きあげろ」でしょ。危ないから引きあげろだったら、なぜいままでそれを言わなかったのか。危ないということは、私は、一昨年から言ってるのに。

それでも務まっていたのは、いまは大干ばつの真っ最中で、何十万人かの命を預かっているという、その責任感でおったわけです。「引きあげろ。引きあげろというが、現地の人の命はどうなる。殉職した五人の人権はどうなるのか」と言いたかった。

澤地　いのちの重さはおなじです。

二〇〇一年十月の米軍の空爆開始以前から、首都カブール周辺に集まった難民・避難民を深刻な食糧危機がおそっており、冬を前にして多数の餓死者が出るという深刻な事態が予想された。外国救援組織がすべてアフガンを撤退したあと、ペシャワール会は食糧救援に踏みきる。

外務省の方針で、日本人のすべてがアフガン引きあげとなっており、ペシャワールに待機となった中村医師は、救援資金を求めて呼びかけをおこなう。多くの日本人が寄金を寄せた。ペシャワールからどのように食糧を現地へ運ぶかが問題であった。アフガン出身のスタッフが、志願してその危険な任務についたという。

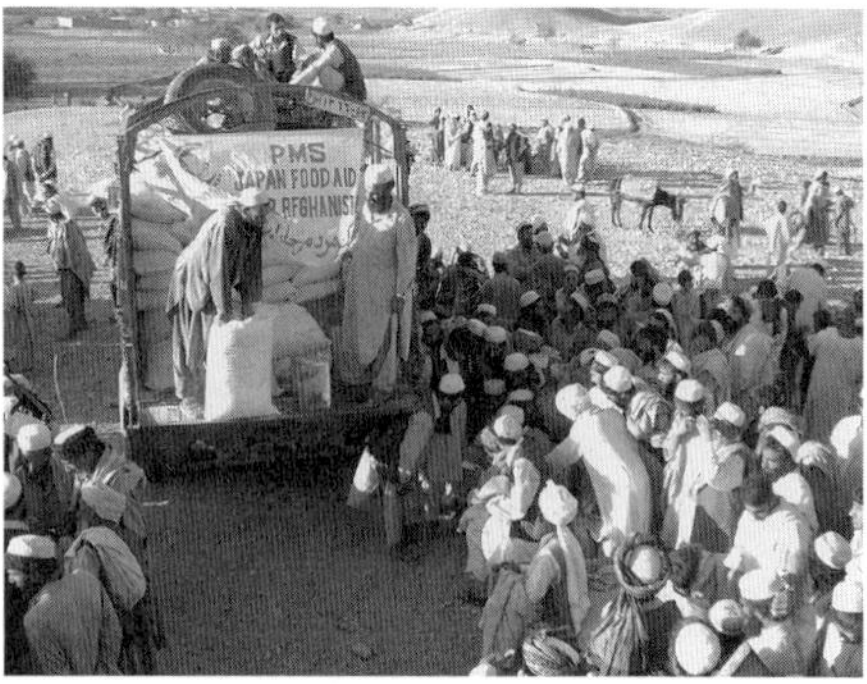

図22　運ばれた援助物資の配給

中村　空爆の真っ最中です。現地のスタッフから、二十名のボランティアを送り出した。食糧の運搬にみんな志願したのです。笑顔で出かけたのが感動的でした。おそらく二〜三名は、生きて帰れないだろうなと思いながら送ったわけですよ。日本側は、「よくやった」と言う以外はひと言も言わなかった。あのなかに日本人がおったらどうなるか。おそらくとめたでしょう。それだけ日本の社会全体が内向きといいますか……。

澤地　閉塞状態ですね。閉鎖的ですね。

中村　ほかの国の人の命は考え切れない、その非国際性というのを感じます。

澤地　「自分のところだけよければいい」になって、そこからはみ出していった人たちは「自己責任」とかいって切るでしょう。

中村　利用できるときは、するだけで。

澤地　そう！

中村　日本人全体が悪い意味でヤワになってますよね。こっちだって、まぐれで生き延びてるんですからね。

澤地　この頃の日本人、元気ないですね。失礼だけど、特に男の人(笑)。

中村　そう(笑)。

澤地　ペシャワール会の現地へボランティアに入ってくるのは、どんな年齢ですか。

中村　ほとんどが二十代半ばですね。

澤地　日本での生活で、何か挫折を経験しているような人ですか。

中村　それがほとんどでしょうね。「青い鳥」を求めてくるとか、そういう……。動機はあえて問わないことにしています。受け入れてもらうために、立派なことをいう人はたくさんいるんですよ。地球環境問題がどうだとか、貧しい人たちがどうとか。ほんとうのところはどうなのか。「追い返したりしないから、言ってみろ」と言ったら、「実は、日本にいて先が見えなくて……」とかね(笑)。それでもいいわけですよ(笑)。若い人も捨てたもんじゃない。社会が悪いのか、個人が悪いのかっていう議論が昔からありますけれども、やはり社会が悪いですね。その状態におけば、彼らはたくましく生きていきますから。

澤地　若い人に希望をもてますね。しかし、現地の自然条件は、私たちが考えている以上に厳しいんでしょう。ひどく暑くて、ひどく寒いんですか。

中村　暑くて寒いですね。そして、冬は陽が落ちると、冷えますね。

澤地　冬には凍死者が出るほどという。寒暖の差がひどい?

中村　ひどいですね。沙漠気候ですね。

澤地　夏は四十度以上?

中村　夏は、四十度以上が普通です。夜になっても寝つきにくいですね。そういうところにいますと、だんだん心身ともに鍛えられてきますね。ほとんどの人は、けっこう長くいて、あまり悪い思い出をもって帰った人は、なかったんじゃないかと思いますよ。

特に、シャベルだとか、鍬だとかを持ったことのない人ばかりでしょう。「農業に興味がある」とか言うけれども、「畑を耕したこと、あるか?」と聞くと、皆、ないですね(笑)。

澤地　人は変わり得るのですね。いいですねえ。地面は、硬いのですか。

中村　場所によって違うんですけど、サバクといっても砂漠ではなくて、水の少ないという意味の沙漠ですから、岩盤があったり、粘土質のものが堆積した場所があったりで、いわゆる「月の砂漠」を連想させるような砂漠とは、ちょっと違います。水を引けば、それなりの耕地ができるというのは、そういうことなんですね。だいたいわれわれの灌漑地域というのは、広大な沙漠を除きますと、三十年前までは畑が耕せていたというところです。そこから水がなくなって、沙漠化して、皆、出て行ったというところがほとんどです。

自爆テロ

澤地　スベトラーナ・アレクシエーヴィッチというベラルーシの女性ジャーナリストがいます。ソ連軍のアフガン侵攻について、参戦兵士の精神の後遺症、遺族の語る戦死者の記録『アフガン帰還兵の証言』(日本経済新聞社)を書いています。

この本は私にアフガン戦争の実態——大国の武力による攻撃では絶対に勝てず、テロによる反撃、つぎにテロへの報復、さらなるテロとつながってゆく泥沼であることをよく教えてくれました。これまでの戦争とは異質の、殺しあい。生きのこった兵士の無残な後遺症、家族の癒えない悲しみも知りました。「テロリスト」のうしろにはアメリカがいて、一九八四年夏、米議会は武器援助法を可決する。つまりソ連とアメリカの代理戦争だった。

9・11の事件のあと、ブッシュ大統領が「戦争だ」と叫んだとき、なぜ先訓に学ばないのか、絶対に解答のない、まける以外に道なしの泥沼と私が思ったのは、この本を読み、著者に会っているということもありました。印象にのこっているのは、ソ連軍タンクがすすんでゆくと、前方の路上に赤ちゃんをいれた美しい籠が置かれている。ソ連兵士はタンクをおり、子どもを道わきにうつそうと近づいてゆく。籠に手をかけた瞬間爆発が起きたというのです。テロに走る人たちのすごさは、想像をこえていると思いました。

中村 赤ちゃんを使うというのは、私は聞いたことがないですね。少なくとも、東部・南部では、そういう話は聞かないです。われわれが住んでいるパシュトゥンという地域の人たちには、そんなことは普通、重罪です。子どもをそういうふうに使わないというのは、一つの掟です。

澤地 そうなのですか。ソ連軍兵士からチョコレート菓子をもらったアフガンのおさない女の子は、翌朝、その両手を切り落とされていたそうです。テロリストの特定はとてもむずかしいですよね。つまり平凡な一市民が家族を殺害されて、つぎの瞬間テロをやる可能性。この循環をたちきるべきで、アメリカがどれだけの武力をつぎこんでも、テロ絶滅は不可能、逆効果。イラクでもアフガンでも。

中村 「市民」自身がテロをやるのは、よくあることです。あだ討ちの習慣はごく普通で、いわば赤穂浪士の世界ですよね。最近では女性や子どもの自爆テロが増えている。聞くと、たいてい空爆で親を殺されただとか、夫を失ったとかいう人が、率先して志願者になって、自爆要員になっています。自分の身内のあだを取るというのが、昔から一つの掟というか、風習になっている。

澤地　それはやはり、「目には目を」「殺戮には殺戮を」ということにつながっているんですか。

中村　だと思いますよ。

澤地　そうですか。最近の新聞に、自爆テロを強制されてやるのは、みんな過去の何かによってハンディキャップになった人だと書いてありました。

中村　そういう人たちもいます。身体障害者を使って、ポケットに爆弾か何かを入れさせて、スイッチを押すなどという手口もありますが、あれは最近ですね。

澤地　それは、一種の強制としてあるのですか。

中村　いや、それはないでしょう。伝統的なパシュトゥンの掟では、そういうことは禁じている。だからそれだけ、モラルが両方とも荒れてきたということなんでしょうね。かつては、どこか正々堂々主義というのがあったんですね。

いわゆるイスラムの過激論者そのものも、農村部には発生する土壌がない。ほとんど都市部です。やはり、自分の生きる根拠を失った人たち、これが極端な行動に走りやすいし、手段を選ばない行為に走りやすいというのは事実です。イスラムのなかでもいろいろありまして、一括して論じるのはおかしいわけで、いわゆるタリバン運動は、国際主義的なアルカイダの運動とは、事実上、相容れないものがあると思います。片や田舎のオッサンたち、片やスマートな、パソコンを自由に操れる都市の中間層で、その違いは決定的だと思います。たまたま、おなじイスラム教徒だということで、資金面のつながりがあるといわれていますが、私は、本質的に相容れないものがあるんじゃないかと思います。

澤地　そうでなければ、飛行機の操縦なんかできませんもの。9・11のテロ事件の犯人像を見ても、ほとんどアラブのエリート層ですね。

中村　コンピュータが操作できる。英語が流暢にできる。アフガニスタンの田舎の、髭を生やしたオジさんたちが、ライフル担いで、なんでニューヨークまでいけるのかと、私は思うわけです。信じられないですね。だから、この戦争は何かおかしい、インチキ臭いと私は思いますよね。

澤地　日本の対アフガン政策へのリアクションとして、一部の人にしろ、テロ行為を容認する人たちが、攻撃対象に日本人を加える可能性が大きくなっている、すでに、そうなりつつあると言っていいですか。

中村　次の世代はそうでしょうね。いま、残っている世代、大人の世代は、それなりの親近感をもってやってきましたけれども、次の世代は日本人＝欧米人という見方をせざるを得ないでしょう。

後始末

澤地　一緒に井戸を掘り、水路をつくり、水が流れたときには喜びを分かち合って、苦労をともにした人たちは、日本の政治がどう動いたとしても、仲間としてやってきたことを大事にするだろうと思うんです。そこへ起きてほしくなかった伊藤さんの事件が起きたわけです。ペシャワール会としては、現地の人に任せて、全面撤退なさるのですか。

中村　(笑)。現地の人に任せられるなら、初めから好き好んであんなところへは行かないですよ。わずか百五十人の従業員をまとめるのに四苦八苦するのに、私がいなくなると大変です。どこか遊牧民的な気風があるので、やはりリーダー格の人が先頭をきってやらないと、誰もついて来ないです。

澤地　先生は、残られるおつもりのようだけれども。

中村　私はもう、身から出たサビで、最後までやらなきゃ無責任ですよ。

澤地　ほかの人は、年内に帰すんですか。

中村　もう、全部帰しています。

澤地　えっ、そうなのですか。いちばん多いときには、何人ぐらいの日本人が入っていたんですか。

中村　二十四名です。

澤地　これから、どれだけの期間か、先生お一人になるんですか。

中村　一人です。

澤地　あとを引き継げる現地のスタッフは、まだ育っていないのですか。

中村　正直言って、今後も育たないと思います。それは、やはりある人格を中心としたひとつのまとまりなので、どんなに優秀な人がやっても、代役というのは決してきかないです。自分で思いあがっているわけじゃないですよ。でも、あの地域で、私以外には、日本人を見ても、代役ができる人は、まずいない。第一、だんだん日本人も気が短くなってきて、四~五年もいたら、「長くいる」というふうにいい出します。「冗談じゃない。十年、二十年かかるんだよ」と言いますが、そこで一生をつぶすつもりはないわけですね。

それを責めるつもりは毛頭ない。もう少しものずきな、これにはまってやりたいという人が出る見通しは、今後もない。どこか腰掛け的なわけです。腰掛け的な人にこちらの命運を預けることはできないですね。

あそこは争いの多いところで、それこそ昔の若松じゃないですけれども、「そこをなんとか、ワシの顔を立てて」という世界でしょう。そういう芸当ができる人というのがわりと少ない。

澤地　長老みたいな人がしっかりと把握していれば、その地域はいいでしょうけれども、その長老がグラグラしたら、これは壊れちゃいますね。

中村　そういうことですね。

澤地　この長老は、自分自身は技術の力はなくても、人間として、ある人数の人たちをしっかり守っている。そういう人たちが、ペシャワール会と提携して、一緒に仕事をしていけば、いくらか希望はありますか。

中村　おっしゃる通りで、伝統的な長老会の復活が大きなカギです。そのためにも、マドラッサの完成は水路と同等に重要だと見ています。ただ、今の組織が永続するとは、とても思えないです。われわれは、複数の部族と働いていますが、その人たちでは、地元の人たちをまとめきれないでしょう。

澤地　部族間で言葉が違いますか。

中村　違う場合もありますし、同じこともあります。あそこは部族社会で、民族の下に部族があり、部族の下に氏族というものがあって、氏族の下に家族というものがある血縁社会なんですね。家族どうしが対立するというのは普通に見られるわけで、それを第三者である人がしっかりと把握する、扇の要みたいなものがないとバラけちゃいますね。そういう社会です。

澤地 先生がお書きになったもののなかに、いずれは現地の人たちに、このノウハウを伝達して、自分たちは最後は帰っていくという文章があったと思うんですけれど、それは願いですか。

中村 願いですね。帰りたかったんですね。それができていれば、この年になってまでいませんよ(笑)。それができないからいるわけです。

澤地 二十五年というのは、決して短い時間じゃないですものね。

中村 でもまあ、それはそれで仕方がないし、悪いことばかりでもなかったんじゃないかと思います。しかし、人にこれを強制しようとは思わないですね。せめて残るとすれば、用水路とマドラッサでしょう、命綱ですから。彼らもそれがないと生きていけないので。

あの集団が残って、仲良く事業を続けていくというふうには、信じられませんね。しかし、それでもいいんじゃないでしょうか。願いと実際は違うのだというのが、現時点での私の正直な感想です。

澤地 しかしいま、沙漠化によって具体的に餓死が迫ってくるとか、病気で死ぬ人、ハンセン病対策、特に小さな子どもたちをどう守るかという現実がある。二十五年前と比べてどれだけよくなったかを考えると、遅々たるものなのかもしれない。でも、水が引けて、難民となってどこかへさまよい歩くことから免れる人が、何万人か何十万人か増えていくところに希望がありますか。

中村 それでしょうね。こうやって医療だの何だのときれいなことを言ってきたけれども、皆が落ち着いて生活できること。そのもといえば、水だったわけです。自分がしたことで、あとまで引き継がれていくというのは、おそらく用水路だけで、そこに根づいて生活する人たちの命綱を握っている。これが希望でしょうね。そして、それは大きな大きな励ましでしょう。

目標の用水路は二十数キロ、最終的に三十数キロの用水路がなくては生きていけない状態になりますと、皆、必死で補修をすると思います。日本でも江戸時代の記録を調べると、それこそ生死の際で村を挙げて、皆、用水路を保全した。残るとすれば、ほんとうにそこに生きる人たちの生活に直結する、不可欠な何かでしょうね。

精神的には、マドラッサのように、その地域に生きる人にとっての精神的なバックボーン。これは残っていくと思います。「どうもその昔、日本人が来てつくったらしい」ということが漠然と残っていくだけでしょう。われわれも、日本のいろいろな水利施設を見て歩きましたけれども、いつ頃、誰がつくったかというのははっきりしないです。「小さいときから、そこにあるもの」という(笑)。しかし、調べてみると、慧眼なある殿様がつくったというようなことがあるわけです。

そうやって人の名前は忘れられる。しかし、そのものは残っていく。私は組織というのは死んでいくと思います。事業が残りさえすれば、組織というのは、自爆じゃないですけれども、なくなってもいいと思いますよ。ほんとうに人の役に立つ事業が残りさえすれば。

現地の人が現在のグループを維持して営々とやっていくということは信じないけれども、それが自分たちの生活や生命に直結するものであれば、保全されるだろうと思います。

澤地　水路は命綱だから、現地の人たちがなんとか守っていくでしょうけれども、ハンセン病その他、病気にさらされている人たちは、将来どうなるのですか。

中村　それがどうなるかは、わかりません。病院については、おそらく消滅するだろうと……。病院のない地域が普通であって、病院のあるところは非常に恵まれたところです。しかし病院を維持するとして、誰が薬を買うか。医療を商売にしないとすれば、どうやって維持するか。これは、おそらくできないでしょうね。

　ハンセン病にしましても、日本で考えられるほど精神的には、彼らは迫害をうけていません。ある程度、皆の慈悲にすがって生きざるをえないというのは事実ですが、むしろ私たちとしては、用水路をつくり、そこで生きていく人たちに、衣食足りて礼節を知るといいますけれども、困った人たちを助けるような気風、それを消さないようにする。一見まわり道でも、それが長い目で大切なことだと思います。

　あれも必要だ、これも必要だと言っていると、ほんとうに何もできない。しかしまあ、神というか、天というか、おそらく自分にはできないことまでは強制なさらないだろうというのが、私のささやかな確信で、「これだけやったから許してください」と言うしかないですよね。それでいいんじゃないかと思いますよね。

澤地　「明日のことを思い煩らうな、明日は明日みずから思い煩わん。一日の苦労は一日にて足れり」

と聖書にありますね。

伊藤さんのことは、先生に大きな打撃を与えたと思います。先生ご自身が、どうお考えになろうとも。

中村 まあ、後始末については、身から出たサビとしか言いようがないので、後始末は自分でするのは当然の……。

澤地 後始末って、何をなさるんですか。

中村 後始末は、いまの事業の完成ですね。しかも、人を犠牲にせずにするということであれば、若いものを帰して、第二の犠牲者を出さないで、落としまえはつける。

澤地 第三次の水路計画というものに、来年、着手なさいますか。

中村 ええ、来年の一月からで、既に一部は始まっています。

澤地 その知恵が、ほかの地域にも広がって、おなじ試みがなされるようになるといいですけどね。

中村 いいですねぇ。

澤地 国連も、どこも含めて、国際連帯云々と言い、アフガン復興支援というそのお金や人的エネルギーが、そういう実質のあるものとして使われるようになれば、現地の人たちも励みになるだろうし……。

中村 それはおそらく、広がっていく可能性もあると思いますね。

澤地 人間は、よりいい生活を求めているはずですから。本来的に。

中村　現状では生き延びるべくですね。ほかに道はないと思いますよ。もう、そこまで来ているんですよ。二〇〇八年に、五百万人がまともに食えないです。そういう人たちが、今年の冬をどうやって越すのか。それを考えるだけでゾッとします。

話が飛びますけれども、アフガニスタンの首都カブールに行きますと、ドバイ（アラブ首長国連邦）や、東京の銀座顔負けのきらびやかなアーケードができていて、凍死する人がそのへんにゴロゴロしているという状態で、何か起きない方がおかしい。あれを見て、普通の正義感のある地元の人なんかが、怒らないはずはないと思うんですね。

澤地　それは、石油をもとにした大金持ちがいるということですか。

中村　いやいや、そうじゃないです。国外からの援助で潤った政治家や商売人たちが、それをつくってるんです。片や餓死者が次々と出てる状態。片や、大金持ちが庶民では生涯できないほどの贅沢をして、それを外国軍が守るという、この構図。これが崩れないわけがない。そのなかで、テロ特措法だのなんだの、むこうで聞いてると、トンチンカンなものを議論しているという気がしてならないです。みんなまだ、食っていくのに一生懸命なんだ。

流れ弾があたる

澤地　あまり大きな病気はされていないそうですが、足にケガされて二週間休んだというのは何でですか。

中村　あれは、弾が当たったんです。

澤地　撃たれた？

中村　足をかするように撃たれて、骨の表面を削っただけで助かりました。

澤地　そのときは、さすがに入院して休息を？

中村　いえ、自分で治しました。

澤地　自分で治したんですか。

中村　手ならともかく、足は届くので、自分で縫って治しました。あのときは、痛かったですね。

澤地　誰に撃たれたんですか。

中村　あれはまったく事故です。僕を狙ったんじゃないですね。

澤地　ほかの人を狙った？

中村　ええ、流れ弾ですね。

澤地　誰が撃ったかはわからない？

中村　それはわからないです。

澤地　あたりどころが悪けりゃ、死ぬじゃありませんか。

中村　うん。まあ、いろいろありますけれども、悪運の強い人というのがいるんですね（笑）。

澤地　どっちが撃っても、おかしくないような状況ですか。

中村　ええ。

澤地　つまり、戦場にいらしたということですか。

中村　ええ、そういうことですね。

澤地　しかし、小泉首相は自衛隊を出すときに、「どこが戦闘地域で、どこが非戦闘地域か、そんなこと私にわかるわけないじゃありませんか」と、国会で言ったんです。それでも自衛隊を出す。実際はどこが戦場になってもおかしくないし、どこもが戦場であったわけですよね。アフガンにしても、イラクにしても。

中村　ええ。

澤地　話がもどりますが、先生は、ひどくケガをされたんですか。骨に届くほどの傷ですか。

中村　骨は砕けなかったけれども、骨膜という骨の表面をかすめただけでしたので、それでなんとか歩けましたが、痛かったですね(笑)。

澤地　痛かったでしょう、それは。

中村　まあ、時間がたてば笑い話ですけど。

澤地　ご自分で開けて手術をなさったんですか。

中村　縫い合わせただけです。

澤地　麻酔は打ったんですか。先生は麻酔科でも学ばれてますが。

中村　いや、麻酔もしなかったですね。というのは、大した傷じゃないんですよ。かすり傷なので。

澤地　かすり傷だって、骨膜に至る傷は深いじゃないですか。

中村　ただ、麻酔をするときに、局所麻酔のキシロカインというのを注射で打つわけです。

澤地　じゃあ、注射が嫌なんでしょう(笑)。

中村　いやいや、その局所麻酔を打つときに針の痛みがあるわけですね。それで、一針か二針、針をかけるなら、エイッとかけたほうが早い。どうせ痛むなら……。

澤地　どうせ痛むなら、直接的な効果の方を……。でも、幾針縫ったんですか。

中村　二針ですかね。

澤地　かなり深くやられましたね。縫うというのは。

中村　しかし、それほど大きなものではないです、これは。局所麻酔なしでできるなら、そっちのほうがいいわけです。局所麻酔をするときが痛いんですよ。

澤地　だから、注射針を刺すのが嫌なんでしょ？　先生をからかってるわけだけど(笑)。

中村　ええ(笑)。同じ痛いなら……。

澤地　我慢しようと思って？　しかし、痛いですよね。生身に二針も刺して縫うのはね。
　そういう外科の道具を、いつも持ってらっしゃるんですか。

中村　いや、いつもとは限らないけれども、そのときは。

澤地　たまたま、そのときは持っていらした？

中村　ええ。診療所を建てに行く途中だったので、ある程度の道具をね。いつでも、小さな傷ぐらいは縫えるから。まさか、自分で縫おうとは思わなかったですけどね。

澤地　そうでしょうね（笑）。

伊藤さん以前に、現地スタッフが五人殉職したと言われましたが、その殉職はどういう？

中村　そのうちの三名は、診療所をつくるときで、あの頃はソ連軍との戦闘がしょっちゅうありましたので、そのときに弾に当たって死んだのが一人、それから沙漠を横断している途中で力尽き果てて死んだのが一人、川に転落して死んだ事故死が一人。それから、井戸を掘っているときには数十メートルの深さになりますから、そこに転落して死んだのが二人で、合計五名亡くなりました。伊藤君が死んだことは、もちろん人一倍悲しいです。けれども、違和感を感じるのは、アフガンの死者たちは日本人にとって遠い感じ。

七年前ですか、米軍空爆下のアフガンへ食糧配給をしたときに、おそらく数名は生きて帰れまいというときに、僕はとめませんでしたし、本人たちは進んでいったわけです。それに対して「危ないからやめなさい」と言った日本人は一人もいなかった。むしろ「勇敢な人たちだ」と言って褒めた。なぜ今、「すぐに皆、現地を引きあげろ」ということになるのか。「いま、全員帰す必要はないです」と私が言ったら、「いま帰さないと、日本の世論が許しませんから」って。私は、そういった日本人中心の考え方は嫌ですね。「じゃあ、アフガン人の尊厳はどうなるのか」と言うのが私のささやかな不満でした。「先生も、危ないから行かないでください」って言われた。

澤地　やっぱり。

中村　皆、そう言ったんですよ。「先生、それでも行くんですか」って。考えてくださいよ。きのうまで普通に仕事をしてたんですよ。それが、事故に近いかたちで死んだのに、きれいごとばかり言って、二十万人、三十万人の命は誰が責任をもつんですかと言いたかったです。日本人が死のうと、米国人が死のうと、アフガン人が死のうと、死は死です。人の命は同様に尊い。そのことへの想像力が働いていたとは言えない。それが残念でした。

澤地　八月十一日にお目にかかったとき、「そろそろ撤収を考えなければいけない」と先生ご自身もおっしゃっておられましたが。

中村　撤収と言ったのは、「日本人を帰す」という意味で、私はおるつもりでした。

澤地　事業の撤収ではなくてね。スタッフを帰すと。

中村　日本人職員ですね。

澤地　というのは、それをしないと国内世論が収まらないだろうという配慮も、おありだったんじゃないですか。

中村　そのとおりですね。四月段階で半分は帰した。十二月までに全員帰す予定だったんです。

安全の限界

澤地　先生が指摘されているように、アフガンは外国軍隊が入れば、そこは戦場になるという因果関係にある。こういう異国へ入っていくのは、ひどく危険ななかに入っていくということなんですね。

中村　危険といっても程度があり、身を守るすべを尽くします。決して自殺行為をしようとは思いません。しかし、地元の部下や協力者がその辺りの勘を、よく知っていると思いますよ。もう限界だと思えるときは、現地側が警告してくれます。

確かに外国軍の増兵で今後ますます治安は悪化するし、安全感覚は日本国内と現地では異なるでしょう。でも、まだ「責任を尽くした」とは言い難い。「安全性」を最優先するなら、何もしないことでしょう。

澤地　結局、先生お一人が現地にふみとどまることになった。

中村　百五十人の従業員と数十万人の人の命を預かっているんですからね。「身から出たサビ」です(笑)。私が言いだしっぺですから、言ったものが責任を取らざるを得ない。しかし、自分も人間であって、しかも六十二歳にもなって、体力の限界というのが、やがてきますよ。悪いけれども、限界がきたときには目をつぶっていただきたいと言いました。

澤地　ボランティアの組織というのは、寄付に対する税金の優遇措置とか、いろいろするんですね。お金を集めるためにね。でも、ペシャワール会は、それが一切ないですから、明日なくなっても誰にも迷惑はかからないですよ、早い話。日本国内ではね。

中村　おっしゃるとおりで、それで私は気が楽なんです。自分が倒れたときが、会がつぶれるときなら、それはそれでいいんじゃないかと。ただ、寂しがる人は増えるでしょうけれども、それ以上のものじゃない。組織というのは、ある事業を遂行するためのものですから、事業がきちんと成し遂げられれば、あと、組織が続くか、続かないかというのは、二の次じゃないかと思います。

澤地　先生は講演スケジュールも全部キャンセルなさって、来年度はどういう活動をなさるんですか。

中村　いやぁ、わからない。

澤地　まだ決めてらっしゃらない？　ペシャワール会で決めることですか。

中村　いいえ、それは私の息子の結婚式のときだけは、帰してくださいと言っていて、それ以外がいつになるかは、現地の事業の進行次第です。

国会が終わったらすぐに実家のほうへ戻ってきてくれという家内の要望だったけれども、対談もいつできるかわからない。それできょう、こうやって話ができました。

澤地　ありがとうございます。

中村　恩を売っているわけではないので……(笑)。ついでのときだし、きょう会えなかったら、またいつ会えるかわからない。

澤地　私がペシャワールへ行くわけにいかないですものね。

中村　ちょっとそれは……(笑)。

澤地　行きたいけど、ドクターストップがかかりますから。でも、福岡までは行けます。大牟田までも行けます。どれだけの人が現地へ入れるかは別にしても、先生がアフガンでやろうとしていらっしゃることを続けるためには、やはりお金が要るし、ペシャワール会のメンバーは増えたほうがいい。しかし、全国で講演会をやるためにも、代わる人がないですね。

中村　そこが苦しいところで、お金を集めるためには、会員にきちんとした報告をせざるをえないけれども、その分だけ現地にいない期間が増えるわけです。現地を放っておくと、まともに事業が進まない。だから行ったりきたりの十数年です。現地が三分の二、日本が三分の一という感じで……。まぁ、これもやはり「身から出たサビ」で(笑)、自分で責任を取らんとしょうがなくて。さいわいというべきか、不幸にというべきか、私、体が強いんですね。それで助かっているところが……。

澤地　いや、過信はしないでください。

参議院、二〇〇八年十一月

ふりかえれば、9・11事件の起きた二〇〇一年は、運命的な年になった。大干ばつのもと、一月に国連のアフガン経済制裁開始。中村医師は井戸掘りの仕事をはじめとして、現地を離れられない。だが資金は必要で、帰国して報告講演会をつづける責任があった。六月、次男剛《つよし》発病、絶望的診断。そして9・11事件。十月、ペシャワール会は食糧配給計画「アフガンいのちの基金」を発表。そのあと、英米両国は対アフガン無差別爆撃を開始する。十月十三日、国会に上程されたテロ対策特別措置法案などを審議する委員会は参考人に中村医師を立てた。

ペシャワール会は、各国NGOが撤退したあと、避難民が集中するカブール市内に飢えが迫ることを見越して、食糧配給計画をたて、行動をはじめた。「いのちの基金」のアピールにこたえて、十月末までに目標の二億円をこえる寄付が集まり、翌年一月には六億円に近づいた。様々な賛同者、団体、韓国からも協力があった。「天皇・皇后両陛下さえ耳を傾けられたのである」(『医者、用水路を拓く』)。そこへ9・11事件が起きた。「基金」には、事件で息子を喪った人からの、「補償金の半分を、アフガニスタンで犠牲になる人命のため、お役立て下さい」というメッセージもあった。

十月の国会では、「自衛隊の派遣は有害無益」と語る中村参考人を野次り、嘲笑する者もあった。

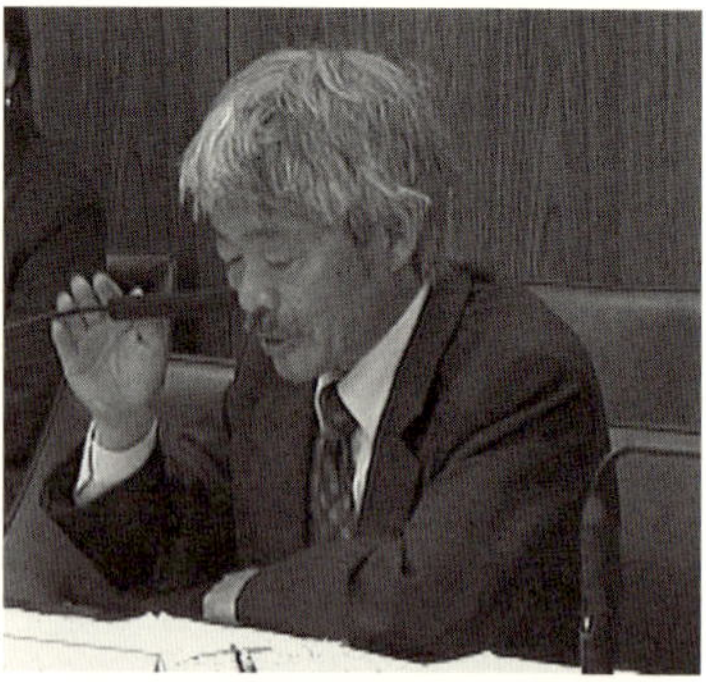

図23　参議院外交防衛委員会で参考人として発言する中村医師(2008年11月5日)

＊

二〇〇八年十一月五日の参議院、外交防衛委員会での参考人としての中村医師の発言を議事録で読んだ。この日、国会議員の現実認識のズレはひどいものがあり、中村医師への質問には、「残酷」と思えるものもあった。

中村医師はアフガンの現状をまず語った。その大要――。

――おとといまで、ジャララバード北部の干ばつ地帯の作業場で土木作業をやっていました。アフガニスタンを襲っている最大の脅威は大干ばつ。みんなが食べていけないということです。今年の冬、生きて冬を越せる人がどれくらいいるのか。私たちは一人でも二人でも命を救おうと力を尽している。そのために用水路の建設がこの冬の勝負のしどころで、なんとか完成しようと力を尽している。

私たちは医療団体ではあるが、医療行為をしていて非常にむなしい。水と清潔な飲料水と十分な食べものさえあれば、おそらく八、九割の人は命を落とさずに済んだという苦い体験から、干ばつ対策にとりくんでいる。

この干ばつに加え、アフガニスタンをむしばんでいるのは暴力主義。アフガン人の暴力があり、外国軍による暴力があり、治安はひどく悪い。

アフガニスタンの治安悪化の一方、武力衝突は隣接するパキスタン北西辺境州までまきこみ、膨大な数の人々が死んでいる。

「干ばつとともに、いわゆる対テロ戦争という名前で行われる外国軍の空爆、これが治安悪化に非常な拍車をかけておるということは、私は是非伝える義務があると思います」。

アフガン土着の反抗勢力を見ると、基本的にアフガンの伝統文化に根差した保守的な国粋主義運動の色彩が非常に強い。切っても切っても血がにじむように出てくる。ある特定の、旧タリバン政権の指令一つで動いているわけではない。諸党派が乱立し、それぞれが外国軍に抵抗している状態。かつてなく欧米諸国に対する憎悪が民衆の間に拡大している。これは私たちが水路現場で一般の農民と接しての実感である。

いろんな反抗勢力の中には、私たちの職員の一人伊藤君が犠牲になったような、とんでもない無頼漢もいるが、各地で自発的な抵抗運動がおこなわれ、それだけ根が深い。八百万人のパシュトゥン民族農民を抹殺しない限り、戦争は終らないだろう。これは私ではなく、地元の人々、カルザイ政権も含めた人たちの意見である。

武装勢力といっても、兵農未分化な社会で、すべてのアフガン農村は武装勢力といえないことはない。

アフガン農村では、復讐というのは絶対の掟である。一人の外国兵死亡に対し、アフガン人の犠牲はその百倍と考えていい。日々、自爆要員、いわゆるテロリストとして拡大再生産される状態にあることは是非伝えるべきだと私は思う。……

中村参考人は現地で体験しているアフガンの情況、対テロ戦争を名分とする外国軍の空爆に対する意見をはっきり述べた。それは日本の国会はもとより、アメリカをはじめアフガンへの武力攻撃を肯定している国々への宣言めいていた。

つづいてもう一人の参考人力石寿郎氏が、ＪＩＣＡのおこなったアフガンの復興支援について証言した。

道路プロジェクト(舗装)、学校施設建設、結核研究所の完全修復、カンダハル農業水路の復活、除隊兵士の職業訓練(自動車整備、溶接、コンピュータなど)、農村開発分野(灌漑、農道、農村のインフラ改造、農民の生活向上支援)、カンダハル州の稲作農業改善支援など。

教育問題――一年から六年生の教師用教材及び教育指導要領作成。教員のトレーニング。識字教育。千六百万人対象の識字教室。

カブール市の深刻な水不足に対し、水供給のための新たな水源開発。深層地下水の調査など。「アフガンの国家開発戦略」にもとづき、日本政府とJICAがやってきたプロジェクトについて語った。治安が悪化し、JICA関係者は想像を絶する困難な勤務を強いられつつ、歯を食いしばってアフガニスタン支援に邁進していると述べている。

つぎに参考人に対する質疑となり、民主党の犬塚直史委員の質問に、中村医師が答えた。

「外国の軍事面の援助は一切不要でございます」。

ペシャワール会の伊藤ワーカー死亡のあと、現地の治安当局と地元住民が話合いをし、地域治安委員会をつくり、そこが我々を防衛するという形をとっている。これが伝統的なアフガニスタンの治安体系であり、旧タリバン政権もそれにのっとってアフガニスタン全土を治めた。

治安問題というのは基本的に警察の問題であって、軍隊の問題ではない。地域長老会、地域共同体と密接な治安委員会設立により、都市部は別として農村部はもっとも良好な形態を得た。

陸上自衛隊の派遣は有害無益、百害あって一利なしというのが私たちの意見である。

アメリカのPRT（地方復興チーム）あるいはNATOとは無関係に、日本独自にすすむならば、武装解除プロジェクト、外務省がおこなったプロジェクトに十分希望が持てるのではないかと思う……。

質問者の一人には、陸上自衛隊のイラク派遣部隊をひきいた佐藤正久委員もいた。公明党の浜田昌良委員の質問も、ただ一人の日本人として、現地で悪戦苦闘している人にはきびしいものがあった。

「浜田……伊藤さんの残念なことがあったわけでございますけれども、なぜ、あそこまで村民に慕われていて、また安全にも十分配慮されていて、それでああいうことが起きるんだろう。……今後伊藤さんの死を無にしないようにどう改善していけばいいのか……中村代表の御意見を賜わりたい」。

委員会の雰囲気に、中村医師が前回(二〇〇一年十月十三日)国会で述べ、この日もくりかえして、現地の実情、兵力派遣の無意味さ、危険を語ったことの否認、皮肉、揶揄のひびきを私は感じる。

中村医師は不幸な突発事件のあと、傷ついた心のままただ一人アフガンへ戻って、水路工事の土にまみれているとき、時間をかすめとるように国会参考人によばれたのだ。

水が得られれば、確実に命が救われ、明日の生活が展開されてアフガン現地で農業をいとなむことができる。日本の自衛隊の派遣がなにをもたらさず、逆に対日感情悪化へのヒキガネになる可能性、「有害無益」であることを語った。そして、あわただしくアフガンへ引返してゆかれた。故郷とはなにか、と私は国会の議事録を読んで思った。ふるさとの風のつめたさを感じた。

Ⅲ パシュトゥンの村々

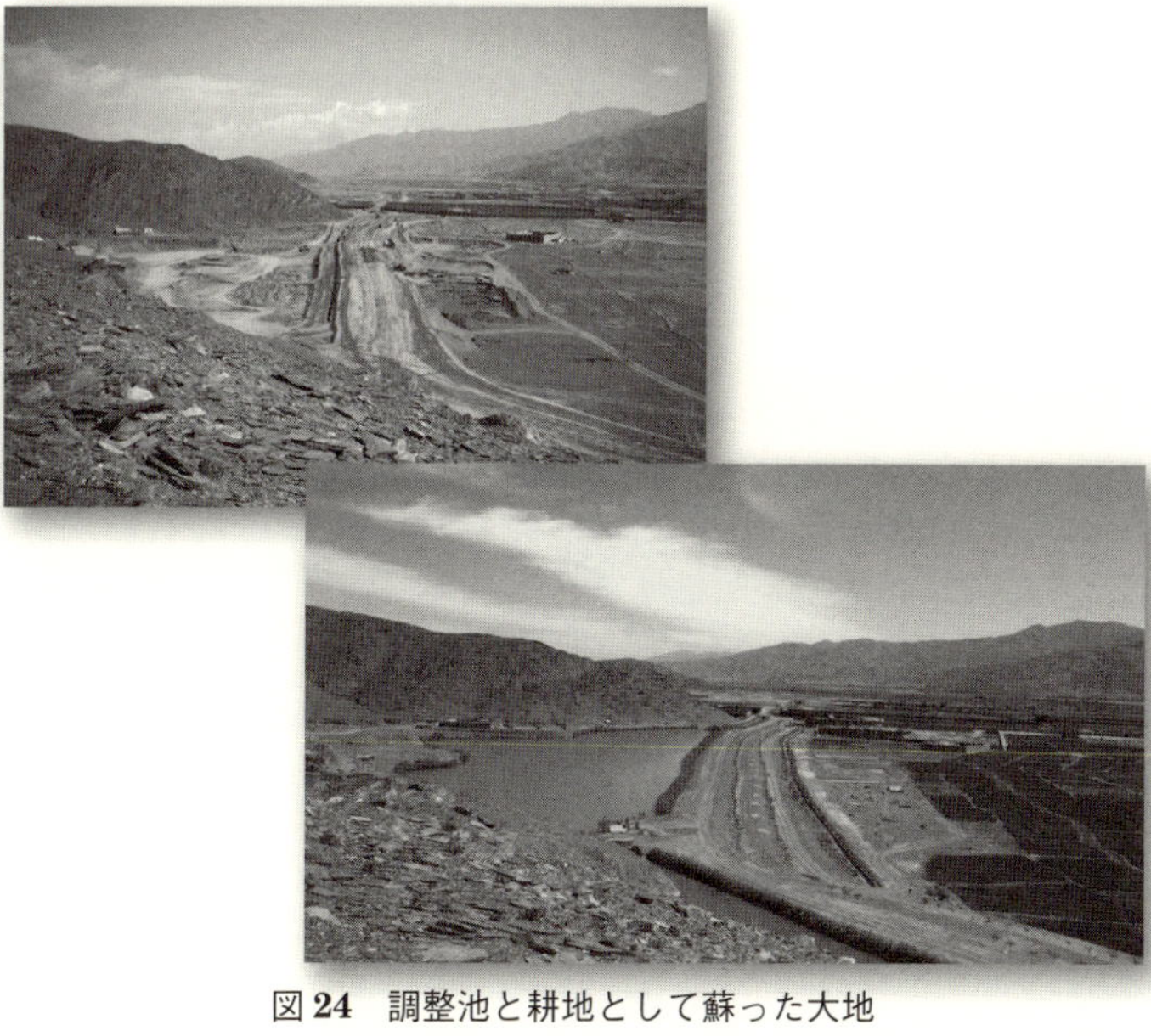

図 **24**　調整池と耕地として蘇った大地

復讐の掟

二〇〇九年二月八日、中村医師はペシャワール会の理事会と長男の結婚式出席のために一時帰国。ペシャワール会事務局が、今回はとくにまったく時間がないというのを押して、福岡まで会いにいった。

六十年をこえる全人生を、限られた時間にすべて聞くことなど、不可能である。しかし、これまで寡黙に封印してこられたことと、現在のアフガン情勢と日本の政治について、忌憚のない意見を聞いた。私たちはたがいにユーモアにひかれるところがある。「チャリまじり」と言われる軽口もきいた。私は、こんな質問もしている。

澤地 お宅では、お子さんはご両親をなんと呼ばれるんですか。

中村 お父さん、お母さんです。

澤地 先生ご夫妻は、お互いを何と呼ばれるんですか。

中村 お父さん、お母さん。

澤地　でも、御結婚から子どもができるまで、時間があるでしょう。
中村　ああ、そのときは、名前を言っていました。

ここまで踏みこむのは、図々しいというかハレンチであると知っていて、それでもあえて質問をつづける。それは、異国での二十五年の辛苦をくぐりぬけて、きわめて強靭でしかもやわらかい感性をわがものにされた人柄ゆえと思う。

澤地　御長男の結婚、よかったですね。
中村　息子たちは幸い、田舎もん同士で気が合いそうです。
澤地　それは、おしあわせそうですね。大牟田の留守宅は、いま奥様とお嬢さん二人ですか。
中村　近所へ嫁入った長女が、しょっちゅう来てますがね。まあ、安心ではあります。
澤地　お孫さんは？
中村　うーん、まだできないですね。
澤地　じゃあ、まだお祖父さんにはなられない。
中村　まあ……。
澤地　笑っちゃいけないけど（笑）。
　この二年くらい、ふた月半に一度というように、日本へ帰ってこられて、東奔西走の講演会をやっていらした。離れた場所で、連日講演という工合でしたね。

中村　去年、一昨年とキチガイじみてましたよね。

澤地　去年の不幸な事件のあと、その後の講演会の約束などを、全部キャンセルなさいましたね。そのあと、新たに講演会へは行かれないのですか。

中村　ええ。しばらくは、私が向こうにいないと、事が回らないので。

澤地　帰っていらっしゃれないということですね。

中村　ええ、そうですね。それと、日本人がいないからというのが主な理由ではなくて、おそらく、七月、八月には、かなり大きな動きが……。

澤地　何が？

中村　政治的な動きだけでなくて、治安面でも変化がね。そのときに、日本人はとてもいられる状態ではなかろうと……私以外にはいられないだろうというのが、いまの想定です。

澤地　せっかくオバマという人が大統領になったけれども、アフガンの駐留兵力をふやすという計画でしょう。向きあう武装集団がおとなしくしているとは思えませんね。

中村　そうですね。増派したからといって、軍事的に強化されるという意味はきわめて薄いですね。われわれが戦争というと、太平洋戦争とか、中国の侵略というものを想像しますけれども、それとは違う。三万人増派すれば、その人間が食って行ける基地をつくらなくちゃいけないので、最終的には重荷になるだけだろうと……。

澤地　アフガニスタンはソ連軍十万人、約十年間の占領でも、どうにもならなかったんですからね。

中村　いま、NATO軍と合わせて七万人なんですね。米軍が三万人増えますすと、十万人になる。彼らと接触する機会も、ないではないですが、われわれが想像する兵士とはちょっと違う。何が違うかというと、まず、われわれが思う兵士は銃を持って、白兵戦でもやりかねないような兵隊ですが、違うんですね。まるで、西部劇の砦のなかに潜んでいて、インディアンをなぎ倒すような、そういうスタイル。

澤地　出てこないんですか。

中村　出てこない。

澤地　出ていかなくても打撃を与えられるような兵器の選択もありますよね。

中村　ええ。それだったら十万人も要らないはず。いま、盛んに行われてるのは、無人機による爆撃です。コンピュータか何かで計算して、人が集まっているという情報と映像で確認して、そこを爆撃する。蓋を開けてみたら、そこが結婚式場だったとか。

澤地　女子どもしかいなくて、その犠牲者が出るのですね。

中村　そう。それで、現地の人々は怒り心頭に発しているわけですね。その状態で増派すれば、おそらく皆、黙っていないだろうと思うんです。

一方で、十万人というのは数字のマジックであって、財政の負担が増えるだけで、実質的な戦力は増えないだろうと思う。近代国家同士が衝突するという場合、激しい混乱が起きますがね。いま、いちおう米軍は地上移動を極度に制限しています。地上移動すると襲撃されるものですから、国軍兵士を育てようとしているんです。

澤地　国軍、つまりアフガン政府軍を育てようというのですか。

中村　ええ。アフガン人を使おうとしている。ところが、アフガニスタンという国は、イラクより二枚も、三枚も国民は上手《うわて》です。遠からず自分が育てたアフガン国軍兵士が米軍と対決するという構図は、大いにあり得るんです。

そういうことを課報機関が知らないわけがないので、これは何かあるかな、というのが僕の予想なのです。

澤地　どの本を読んでも、アフガンの人たちほど誇り高い人たちはいないと書いてありますね。その誇りが傷つけられれば、パシュトゥン族の人たちのいくつかの掟のなかに、復讐というのがあるじゃないですか。夫や子どもを殺されたら、残った女の人は何かやりますよね。

中村　ああ、やりますね。既にやってますね。

「戦争」の名分

澤地　このころ、タリバンという言葉、一本になりましたね。アルカイダは消えて、いまはタリバン一本ですよ。

中村　あーあ！

澤地　それで、タリバンのなかの急進派というふうに書いていて、各新聞を見ますと、タリバンが敵だということになっている。新聞の記事でも、タリバンがアフガンでの敵対勢力の中心になってきている。

中村　本来ならば、アルカイダを捕らえるだとか、オサマ・ビンラディンを捕らえるというのが目的だったですよね。

澤地　それが「戦争」の名目だったわけじゃないですか。

中村　米国が、微妙に変わってきているんですね。

澤地　変わってきましたね。アフガンの人たちは全部、攻撃的なタリバンたり得るのだから、アフガン人全体を敵にするにひとしいと考えるべきですね。しかし、すごい無差別攻撃が始まったのでしょう？

中村　ええ。でも、そのことは日本ではあまり伝えられないですね。ひどい無差別攻撃ですよ。

澤地　どんなふうですか。

中村　人が集まっているところ、たとえば、結婚式場を爆撃する。あそこは男女を分ける習慣が根強いですから、こともあろうに女性と子どもの集団のところへ爆弾を落す。

これはちょっと前の事件ですけれども、パキスタン側で、「タリバン八十名を殺した」というニュースが流れたんですよ。なんのことはない、バジョワールというパキスタン北西部の、アフガンとの国境地帯のマドラッサを爆撃してるんですね。マドラッサというのは、モスクを中心にした宗教教育の場であり……。

澤地　寺子屋でもあるしね。

中村　そうです。それと地域の人々が話し合うセンターでもあるんですね。そういうところを爆撃して、「タリバン八十名を殺した」というニュースが流れたんです。その後わかって、皆が激昂したのは、マドラッサで学んでいる生徒さんたち、小学校から中学校ぐらいの年齢ですかね、その学童たちが、ほぼ全員即死している。

名前は同じタリバンですよ、向こうの言葉でいうと。みんな政治勢力としてのタリバン主義者かというと、そうではないですね。それもひっくるめて、全部やっちゃう。これは、ますます混乱を助長するばかりです。日本でも、このあいだ福岡で、ひき逃げ事件があった。残されたお母さんのインタビューを、僕は見たのですが、「もし、極刑にしてくれなければ、私が殺しに行く」と……。

澤地　そう言ってましたね。

中村　あの気持ちというのは、おそらく万国共通だろうと思うんです。まして、復讐の掟をもつ社会です。いま、自爆候補のかなりが女性なんですね。お母さんたちじゃないですかね。

この傾向がますます強くなってくるので、もう終わりが近づいたという感じが、私はしています。

澤地　アフガンのほうが手を挙げて「まいった」ということには決してならないだろうと思います。犠牲がどんなに大きくても。

中村　絶対に、そうはならないですね。

澤地　なり得ないような人たちの集合体ですね。

中村　ええ。僕は、イラクのことはほとんど知りませんけれども、映像を通して見ると、イラクの人たちのほうが直情径行で開けてますね。いわゆる都市化された社会です。アフガニスタンは、ほとんど農村地帯なので、ある意味、悪く言えばしたたかで、よく言えばおとななんですね。だから、あれはイラク以上に手をやきますよ。

澤地　イラクはフセインというシンボル的な人が出てきて、それなりの中央集権的なまとまりをもったときがあったけれども、いまのアフガンにはそれがないんじゃないですか。カルザイ大統領などという人は出てきたけれども、皆がそれで一つになるという感じじゃないですね。

中村　ないです。だから、われわれが想像するような、いわゆる西洋型の近代国家とは程遠い。それで丸くおさまっているなら、内政問題として、彼らが矛盾に気づいたときに、自分たちで回復すべきなのです。外国が戦争という手段で干渉したのが悲劇の始まり……。

澤地　やっぱり、9・11以後のブッシュ大統領の選択は、ひどい間違いですね。その前に、ソ連の敗退というお手本があった。アフガン人の抵抗の前に、約十年後、撤退せざるを得なかったのですから。9・11以後のアメリカはひどすぎます。

中村　ブッシュ大統領の間違いというよりは、犯罪的ですね。人道的に見て、非常に犯罪的ですよ。とりあえずアメリカ国民の怒りを鎮めるためにやったとしか、思いようがないです。資源が目的で入っていくのだというなら、悪いにしてもわかりやすいじゃないですか。単に復讐心を満足させるために、正義ドラマとしてやったのなら、ブッシュは死刑に値します。

澤地 それに付随して、ただちに「お味方する」と言った国の総理大臣や、その国はどうなるんですかね。

中村 さらに、さらに、最低です。

澤地 まったく悪いです。

中村 日本人が戦慄すべきは、そういった戦争状態に、たいした議論もなく日本が関与することで、昔の戦争のイメージを美化したり、カッコいいと言ったりね。それが、奴隷根性と結びついてやられるというのは、見ていて非常に情けない気がします。

澤地 9・11事件のすぐあとからアフガンに対する報復爆撃が始まったわけですね。先生たちの拠点であるジャララバードは、十月七日に空爆されている。アルカイダをかばったタリバンの掃滅という理由で。

でも、その頃、日本国内ではあまり問題にしなかったような気がしますね。二〇〇三年、イラクに戦争を仕掛けたあたりからは、関心がひろがりましたけれども、実はアフガニスタンへの爆撃は、宣戦布告もせずにひどいことをやったわけですね。

中村 それで本人たちは、対テロ戦争だと言い、戦争という言葉を使っていたんです。

澤地 本人たちというのは？

中村 ブッシュ。そして、そういうことが、少数の人を除いて、ほとんど何の疑問もないまま、アメリカがするから手伝おう、手伝うのが当たり前となった、この気風ね。

澤地　ええ。行って、頭をなでてもらいたかったって（笑）。

中村　ポチならいいけど、ジョングらいになったんじゃないですか（笑）。見ていて、自分のなかにも矛盾したものがあるわけで、一種、ナショナリスティックなものと、やはり人としての大義というのは、どこか重なるところがあるわけですが、どちらにしても情けないという感じがしましたね。

澤地　情けないです。独立した一国としての判断というものがないんですから。

中村　私はあのとき、日本は独立国ではないと思いましたね。

澤地　日本がアメリカの準州か、何番目かの州になれば、沖縄にあんなに基地を置けないですよ。アメリカの国内問題になるから。

中村　ええ。そして、アメリカ国民の何割かを占めるようになりますから、発言力も増すわけですよね（笑）。

澤地　そうですね。それと、われわれはやたらとバカなお金を取られなくて済むしね（笑）。

中村　ここまで堕ちたのか、という気がしたですね。あまり言うと嫌われますが。

澤地　嫌われたほうが、生き延びられていいということに、私はしましたけど（笑）。

現地スタッフの変化

澤地 この前、お目にかかったあとに帰られて、向こうの空気は変わりましたか。

中村 アフガニスタンですか。

澤地 はい。ペシャワールも含めてですけれど。

中村 二〇〇八年八月ぐらいを境にして、どんどん混乱状態が増えていて、あまり日本では報道されませんでしたけれども、ペシャワール周辺が、いま、最も危険ですね。治安が悪くなっています。

あのあと、イランの領事が誘拐されて、パキスタンの政府要人が誘拐されて、それからＮＡＴＯ軍の物資は、ほとんどペシャワール経由でアフガニスタンに……。

澤地 誰が運んでいるんですか。

中村 地元の運送業者を使いますけれども。

澤地 それは、合法的に行ってるんですか。

中村 合法的でしょうね。パキスタン政府の合意を取り付けて、ＮＡＴＯ軍・米軍の物資のうち、約七割がカイバル峠を通って搬入されていると言われています。そのカイバル峠全体が無政府状態になっています。

澤地 物資を狙ってるのは誰なんですか。

中村 狙ってるのは地元のパキスタン人です。

澤地　どうしてですか。

中村　あそこは、部族地区といって、事実上自治区だったんですね。その人たちの、事実上の反乱です。

澤地　反乱？

中村　もう、扇の要は外れました。これは、昨年(二〇〇八年)の六月頃から、スワートというパキスタンの北西部が、アフガン人と同じパシュトゥン族が住んでいるのですが、そこ全体が反乱状態だったんです。いままで、こんなに治安がいいところはないと言われる地区でさえ、彼らがいうタリバンの支配下にある。それで、政府軍と交戦し始めたのが昨年の五、六月頃です。

それがさらに激しくなって、アフガニスタンには、タリバン全体に対するシンパシーがあるというわけで、カイバル峠を中心に攻撃を本格化させた。いま、ペシャワールと、私が住んでいるジャララバードとは完全に寸断されている状態です。それが起きたのは、私が(二〇〇八年)八月に帰った直後です。地元の人たちなら、誰でも八年前から予測していることです。アフガン空爆とタリバンに対する攻撃によって、パキスタン北西部が独立状態になるであろうと、パキスタンの識者自身が危惧していた。「そんなことをしちゃいけない」という論調が一般的だったわけですね。それが、そのとおりになったということなんです。

澤地　「独立」への一つの動きを示すきっかけは、やはり他国の軍事干渉ですか。爆撃とか。

中村　それだけですね。

澤地　干ばつの問題は？

中村　干ばつの問題は、それに拍車をかけているということです。

普通の生活者からいうと、もっと彼らは大人で、米軍は台風のようなもので、ソ連と同じようにいつか去っていくだろうと。しかし、干ばつは続くだろうから、そっちのほうが彼らにとっては悩みのタネというのが、一般の農民の心情だったんじゃないですかね。

そこへもってきて、それに追い討ちをかけるように肉親を殺されたり、食べ物もない、水もない、そして難民化せざるを得ない。難民化しても、食物はないわけです。カーブルに行ってもない。だからパキスタンに逃れる。

その上、空爆で肉親がやられるとなれば、当然、復讐心がさらに一桁違うかたちで爆発するというのは目に見えている。その悪循環を、もう引き返せないくらいつくってしまったんです。

澤地　先生は前から、「いずれ爆発」と言っていらした。その爆発は、たとえばカイバル峠の周辺の、わりにまとまっていた人たちのところでも起きたし、パキスタン国内にも起きたということですかね。

中村　ええ。タリバンといっても、決して一枚岩ではない。タリバンという司令部が指令を飛ばしてやっているのではなくて、各地域、バラバラにやっている。日本でいう、ボランティアなんですよね（笑）。

だから、いつでも、誰でも、反政府武装勢力になり得るというのが、アフガニスタンですよ。

そういうお国柄というのを理解して、外国軍隊は戦争行為を続けているのか。日本の政治家たちは、そういう事情を知っていて自衛隊を出すとか、出さないとか議論をしているのかといえば、そうじゃないですね。

二〇〇一年に衆議院で話して、ほんとうにこの人たちは、日本の行く末をあずけられる政治家だろうかと、目を疑いましたね。戦争といっても、これは殺人行為ですよ。対米協調だとか、国際社会の協力だとか、そんなきれいな、オブラートに包んだような言葉を使っても、協力するということは、殺人幇助罪です。そのことが、ちっとも考えられていない。

自分がやられたら大騒ぎして、相手の命は何万人死のうと知ったこっちゃないという、そういう無神経さ。それを感じましたね。

澤地　戦争をしかけている人たちのやり方でいったら、アフガンの人を皆殺しにしなければ答は出ないだろうという気がするんです。

でも、そんなことはできないですよね。ナチスがあれほどユダヤ人迫害をしても、ユダヤ人を皆殺しにはできなかったわけじゃないですか。

中村　自分たちで盛り上がって、攻めていって、いわば戦争ごっこ、危険な戦争ごっこをやっているとしか思えないわけですよね。もう、子どものレベル。兵隊を見ても、高校生ぐらいですよ。まともな見識がある人たちの行動ではないし、兵士もそうですよね。白兵戦なんかになると、彼らは負けます。見てるとひ弱なんですね。それで、飛び道具ばかり使う。飛行機が落とされるようになると、今度は無人機を使って、コンピュータをいじって、相手をボタン一つでやっつけてしまうという、殺人ゲームのような戦争です。

それを、国際正義だの何だのと、日本の昔の大東亜共栄圏の考えに似ているわけです。世界平和のために殺人を犯す、殺戮行為をするというのは、私は許されないことだと思う。

澤地 はい。国際世論がもしあるとしたら、黙って見過ごされているというのは、おかしいと思うんですけどね。

中村 おかしいです。

澤地 日本のマスメディアの報道は、やっぱり非常に偏ってますね。

中村 戦時中の、「シンガポール陥落、バンザイ」というふうな時流におもねる論調に似てました。

澤地 先生はその頃生まれていないのに、よく知っていらっしゃいますね。

中村 いやいや、親の話を聞いて覚えたんです。

澤地 先生が、現地での伊藤さんのお別れ会でなさった、心にしみる挨拶が、ペシャワール会から送られてきました。ジャララバードに日本人は先生お一人がおられる。周りの人の空気はどうですか。変わりましたか。

中村 働く人たちですか。

澤地 はい。お仲間と言ったらいいでしょうか。働く六百人ほどと百人余りのスタッフですが。

中村 うん、変わりましたね。いいふうに。

澤地 いいほうに変わりました？

中村　いままで、協力してやっていると言いながら、どこか「雇われた人」という感じが抜けなかったですが、「日本人がいなくなった以上は、自分たちでやらなきゃ」という意識が強くなったですね。まあ、責任感ですね。責任感が非常に強くなってきた。

周りが暗いニュースばかりなんですね。今度はどこそこの村がやられて、何十人死んだとか、そういう話が毎日のようにある。しかも、アフガン復興の支援に来ていた外国団体は撤退していくわけです。撤退とは言わなくても、事実上、事業は停止している。そのなかで、わがPMS（ペシャワール会医療サービス）職員は「自分たちは、この戦乱のなかで着々と復興事業を進めているんだ」という、一つの矜持《きょうじ》が支えている。そのあたりが、私が一人になってから、大きく変わったところです。

澤地　ただ一人の日本人になっても、中村先生はい続けてくれるということで、思いがかえって強くなっているのではないですか。

中村　そうですね。ペシャワール会医療サービスというのは、どんなときでも皆を見捨てることはないのだという信頼感が増してきています。あまり言うと、自己宣伝のように聞こえますけれども、そのことによって彼らが励まされているというのは事実ですね。事業は、絶対にいまだから必要なのだと、私もしょっちゅう言いますけどね。

これが、平和で治安もいい状態なら、われもわれもと来るので、そういうときにはわれわれは働かないというか、必要ないだろう。いままさに必要とされているのであって、別に無謀な冒険をしているわけではない。それなりの防御をすれば、事業は継続される。

まわりがどんどん沙漠化しているんです。こんな自然条件に恵まれている日本人には、ピンとこないかもしれませんけれども。

澤地　足許に砂が寄ってくる感じでしょう。

中村　まさにそのとおりです。

澤地　ああ。

中村　ところが、われわれの作業地だけは、緑が広がっている。そのことによって、皆が勇気づけら

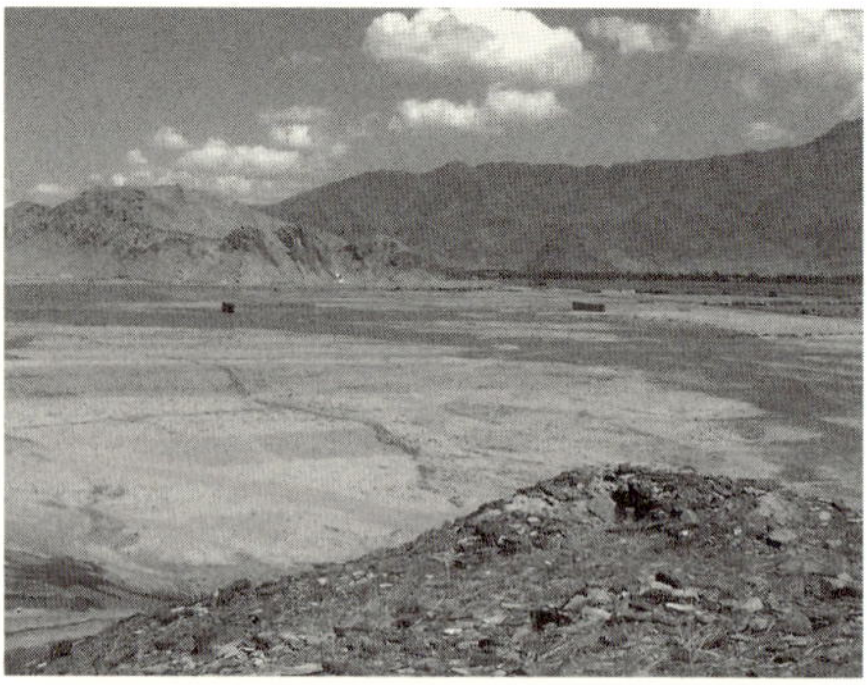

図 25　通水前の荒野のスランプール平野（2005 年）

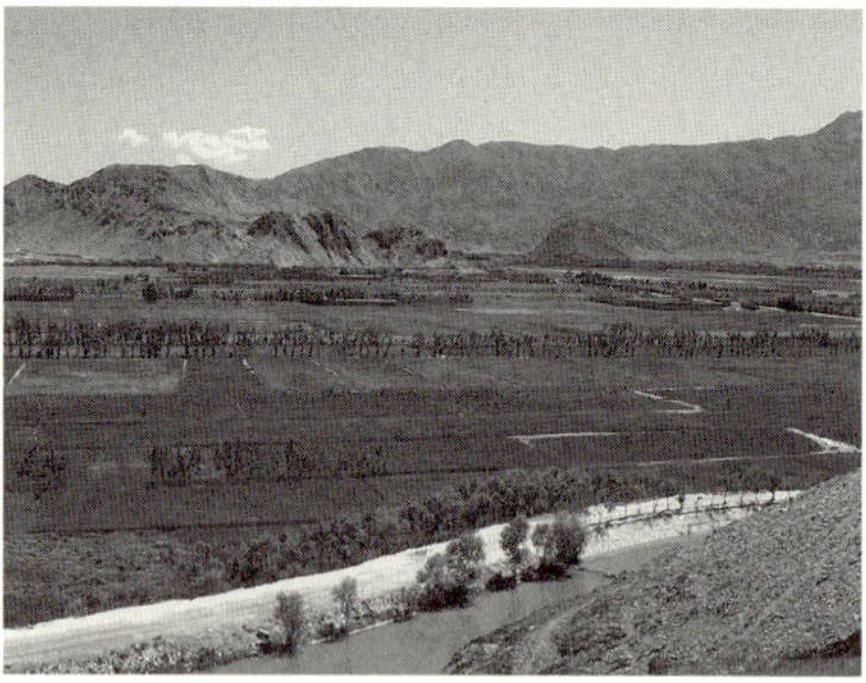

図 26　通水で緑の畑に蘇ったスランプール平野（2009 年）

れるというか、どんどん帰ってくるわけです。

澤地　帰ってきます?

中村　帰ってきます。いま、詳しい数字はわかりませんが、推定で二十万人が帰ってきています。前は、おそらく二万人もいなかったと思います。その地域全体、約二千数百ヘクタールに、いままでの用水路のおかげで、水が十分行きわたるようになった。それでおそらく二十数万帰ってきた……。二〇〇三年、水路工事が始まった時点では、無人の荒野だったのが、次々と緑になっていく。やっぱりたいしたもんだと思いました、水の力は。

澤地　誰でも、難民や避難民であるよりは、自分で作って、食べて、そこで生きたいですよね。それは、自然な感情ですよね。

中村　ええ。

澤地　自分の村で麦を植え、収穫して食べていければ、さまよい出ていかない。いい話を聞けば、そこへ寄ってくるのが人情ですよね。

中村　そのとおりです。やっぱり、彼らは日本人ほど高望みがないんですね。いつも言うことですが、ともかく、三度のご飯が食べられること。それと、家族が仲良く故郷《ふるさと》で一緒に生活できること。この二つを叶えてやれば、いろんな問題のほとんどは解決する……。それは、アフガニスタンに限らず、日本でもそうだと思うんです。

澤地　そうです、そうです。

中村 なぜ、そのことを皆、言わないのか。なぜ、アルカイダがどうだとか、タリバンがどうだとか、そんな話ばかりするのか。タリバンという人たちの実態は何なのか、これもよくわからない。

私自身も、広い意味で「タリバンの一派のリーダー」と言われれば、そのとおりに違いない。だって、農民とタリバンとは、はっきり区別できないですから。われわれだって、追い詰められれば、いつだって米軍、自衛隊を襲撃しますよ(笑)。それは、私が命じなくても、部下がやります。そういう社会であるというのが、まず、知られていないですね。

簡単に、「国際社会への貢献」という。「国際社会」の実体もよくわからない。なにが貢献なのか何もかもがわからないのに。

澤地 貢献を口にする一方、アフガンへの攻撃、破壊行為、殺人行為は厳然としてある。矛盾してますよね。

中村 これは何なのかと、皆、恨み骨髄じゃないですかね。怒り狂っている人を鎮めるというのは、容易ではありませんけれども……。

たとえば米軍ヘリの機銃掃射を受けたときには、重機の運転者が、今度装甲車が通ったら、装甲車を川の中に叩き込んでやると言うのです。私は、「待て」と言う。「やるのなら水路ができてからやってくれ」と。

すると、みんな家族の顔を思い出すようです。怒り狂って、こぶしを挙げても、家族が食えなくなるようなことは、「まあちょっと母ちゃんのために我慢するか」とかね(笑)。僕は、平和というのは、そういうことだろうと思うんですね。

澤地　そうですね。そういう思いが通じるわけですね。

中村　通じます。

澤地　怒っていきり立っても、納得して作業に戻るわけですか。

中村　作業に戻ります。そこがわからないほど、狂信的で、狂った人たちではない。

澤地　「戦場」に織りこまれたような水路建設現場ですね。私たちの想像を超えてます。

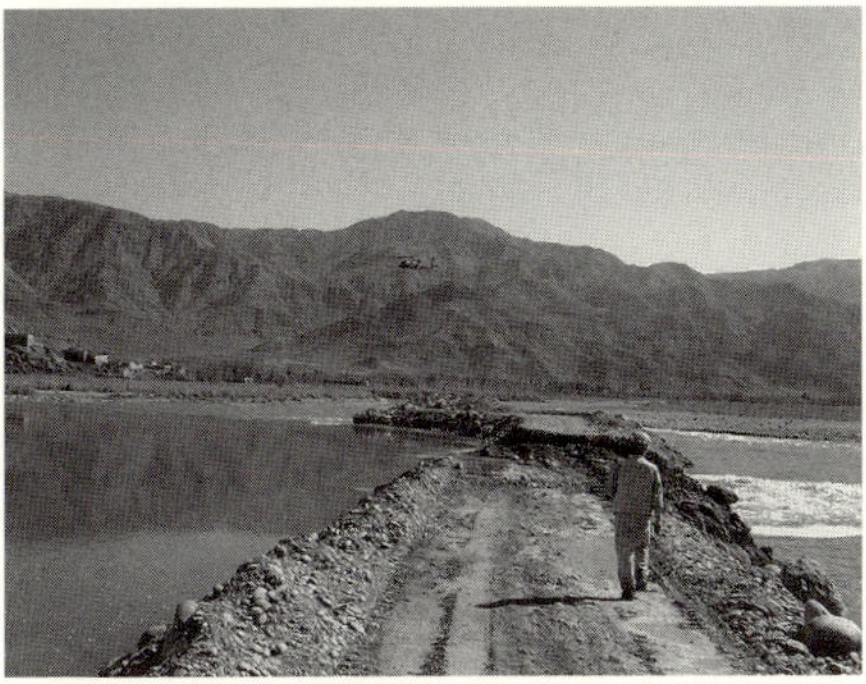

図 27　アメリカ軍ヘリコプターが飛び回る下でクナール河に突き出した「石出水制」を見回る中村医師

　ブルカを被っている女の人たちは、先生が村へ入って行くと、向こうから挨拶をしますか。

中村　女の人と男の人同士は、挨拶しちゃいけないんです。

澤地　えっ。いけないんですか。

中村　ただ、彼女らが、われわれに好意の目を向けているというのは分ります。たとえば作業場でちょっと一服していると、子どもがお茶を持ってくるわけですね。「どうしたんだ？」というと、「母ちゃんが、あんたたちに持って行ってやれと……」。水路工事がすすむことは女の人も、うれしいわけです。

澤地　それは、うれしい話ですね。

中村 女の人の水汲みの重労働というのは、大変なものです。川まで何キロもあるところを、水がめに汲んで帰って行くわけです。それが、家の前で水が汲めるというんだから……。

澤地 終りのない労働からの解放。「助かった」と思ってますよね。

中村 川の水は、夏は濁流です。濁っているときには、丸一日泥を沈殿させて、上澄みをお茶だとか、料理に使うんですね。当然汚染されやすいわけです。それが、用水路の流れる川だと、比較的きれいですから、そのまますぐには飲めなくても、すぐに沸かせるわけです。それだけでも、彼女らの労働は、おそらく何十分の一かになる。それは、やっぱりうれしいわけですね。

澤地 そうでしょうね。水を運ぶのは、ものすごい労働ですもの。

アフガンの人たちは、天秤棒で運ぶんですか。

中村 頭の上に水がめをのせて……。

澤地 頭ですか。女の人も、男の人も？ だいたい、女の人が運びます？

中村 女性、子どもの仕事です。

澤地 男の人はやらない？ ターバンとか、帽子があるからできないんじゃなくて、習慣的に？

中村 習慣でしょうね。だから、昔の日本とよく似ていて、家のことは女性の仕事、外まわりは男性の仕事という、家庭内の分担がある。外出着のブルカを被るというのも、大半の農村女性は、「どうしてこれが悪いんだ？」といいます。

澤地 あれは、習慣的な面のほかに、砂埃よけにもなっているのじゃないですか。

中村　明らかにそうです。

澤地　実利的な面もあるような気がします。目だけ出ていればいいんですものね。

中村　そして日差しが強いですから。

澤地　日焼け予防もある？

中村　皮膚の老化が少ないといいますかね(笑)。向こうの女の人は、思ったよりおしゃれなんです。僕は、仕事が医者なのでわかりますけれども、診察に来るときぐらいは外しますね。そうすると、なかに腕輪をしていたり……。

澤地　おしゃれなんですね。

中村　ええ。ブルカでそれを包んでいるだけで。

澤地　隠しているのは、誘惑したり、されたりするような疑いをもたれないためにも、いいんですね。女の人の知恵として。

中村　うーん、女性の心理は、僕はよくわかりませんが、ともかくおしゃれなので、ブルカをつけることが苦痛と(笑)、誰も思っていない。

澤地　そうなのですか。

中村　苦痛じゃない。自分はハンセン病棟で働いてたので、言いにくいですが、女性のなかにはむごい顔になった人もいるんですね。そんな人でも、ブルカさえ被っていれば、町を自由自在に歩けます。買い物もできるし、恥ずかしい思いをしなくて済む。

だから、外国人が来て、地域の習慣そのものを外国人の尺度でさばけるのか。それをやるのは、戦争と切っても切り離せないものがあるんじゃなかろうかなという気がしてならない。

ただ一人残って

澤地　先生ご自身、伊藤さんのことでずいぶん傷つかれたと思っていますが、それでもたった一人で現地に残られたわけですね。

中村　いやぁ、皆、「大変ですね」という言葉を当然かけられますし、もちろん仕事が増えて大変なこともありますけれども、私は、現地にいるほうがしあわせですよ。

澤地　心やすらか？

中村　心やすらかです。おひさまと一緒に起きて、働けるときまで働いて、そして「ああ、きょうも一日が終わったな」と。明日の予定を立てて、もう八時頃には寝るんですね。その毎日ですが、やっぱり自然のリズムで、汗を流して働くというのは、非常に健康で、心身ともにさわやかな感じがします。

澤地　先生は、去年の暮れあたりから、第三次の水路の建設をやってらっしゃるわけですよね。その見通しは？　いつ頃、完成しそうですか。

中村　今年(二〇〇九年)の五月までにはね。

澤地　完成させようと？

中村　ええ。というのは、さっき言ったような政治情勢との関係があって、おそらく本格的な戦闘が一般化するのが、今年の夏になるだろうと。そのときに、われわれの職員、あるいは作業員の主力が、あそこで自活できるような態勢をつくっておかないと、とても内戦状態を切り抜けられないだろうという、僕なりの判断です。

ペシャワール会の会報では、「自立定着村」と、カッコいい名前をつけましたが、要するに、われわれの主力が、生き延びられるような場所。屯田兵というと語弊がありますけれども、屯田兵村とでもいいますかね。

澤地　居住区作りですね。麦の収穫は何月なんですか。

中村　五月です。

澤地　そうすると、水路が出来上がる頃には、それまでの水路を使った麦が獲れるようになる？

中村　ええ。

澤地　そして、備蓄したものをもって、いちばん大変なときを切り抜ける……。

中村　トウモロコシか米を植えてですね。

澤地　小麦と、トウモロコシと、お米と。

水さえあれば、作物はよく獲れるんですか。

中村　沙漠という言葉から連想するようなやせ地では決してない。私も意外だった。ここに水を流しても、緑にはなろうけれども、堆肥を入れたりなんかして、本格的な生産ができるまでには四～五年

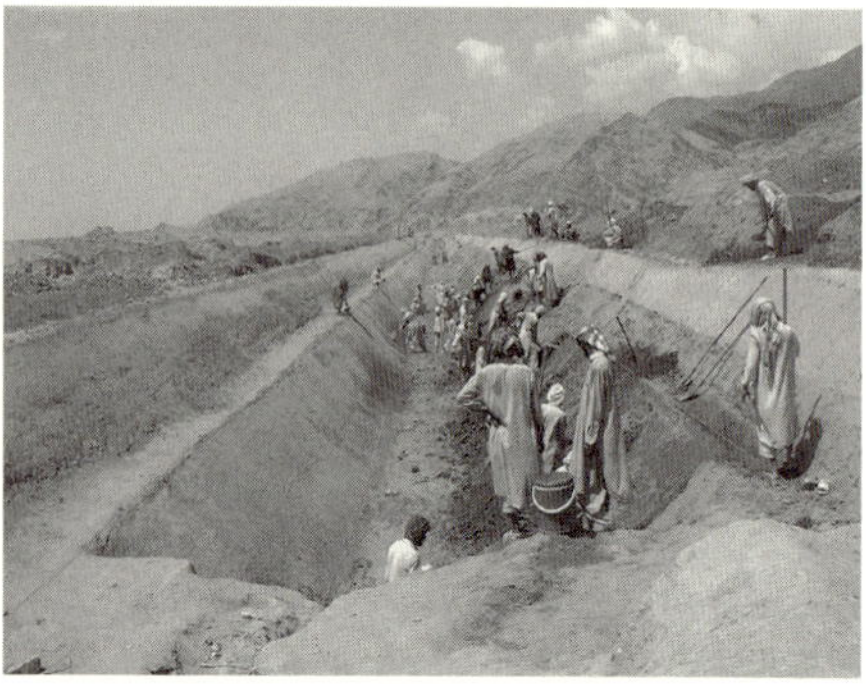

図28　水路掘削作業（2003年）

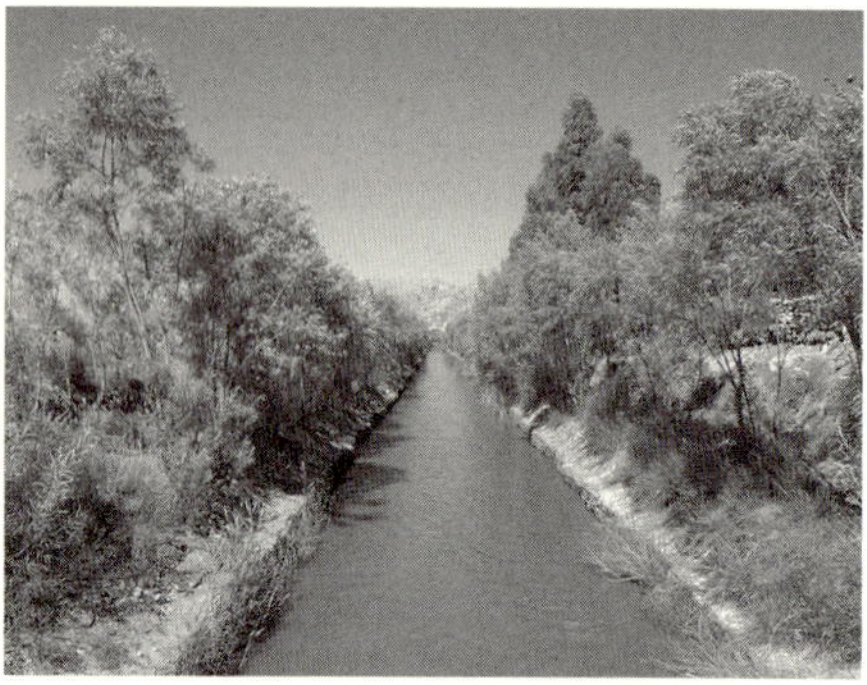

図29　通水から4年後の様子（2007年）

はかかるんじゃないかと思っていた。ところが翌年から小麦が獲れ始めて、翌々年は大豊作でした。僕の推測ですけれども、洪水のあとにかなりの有機物が蓄積していたんじゃないかと思うんですね。

澤地　それは、川の恩沢であるかもしれませんね。

中村　そうですね。特に洪水があったあとというか、山のほうから激しい洪水が通ったあとは、いろいろな雑草が芽吹いてくるわけです。ということは、いろいろな栄養分がそのなかに含まれているということだと思います。

それで、水路沿いにずっと、水路を補強するために柳枝工《りゅうしこう》といって柳を植えるんです。その柳が落葉樹じゃないですか。冬になると、ワーッとものすごい量の葉っぱが落ちるんです。

澤地　その葉っぱが地に落ちて、また肥料になる？

中村　だと思います。腐葉土のような効果もあるのかなと。沙漠が緑化するのが思ったよりも早いですね。

澤地　何か、カサカサの乾いた、痩せた土地という感じがありました。黒々とした大地ではないかもしれないけれども、作物がよくできるというのは、それこそ神様の恵みみたいなものですね。

中村　だと思います。

澤地　それがなかったら、アフガニスタンなんていうところはこれまでに消えてましたよね。沙漠になっちゃって。

中村　ただの砂粒で、有機物もない、無機質の月の表面みたいなところとは、また違うんですね。水さえあれば、草木が芽吹き……。ということは、それなりの準備をすれば……。まあ、水ですね。水さえ確保すれば……。

澤地　保障される。それは先生がいらっしゃる場所だけじゃなくて、アフガン全体に、その可能性をもっている場所があるわけでしょう。

中村　あります。

澤地　そのためには、水路を引けばいいんですね。遠いか近いかは別にして。国連も、それに重点をおいてやればいいじゃないですかねぇ。

中村　僕もそう思いますよ。これは、私たちのようなちっぽけな非政府組織がするような仕事ではなくて、それこそ……。

澤地　それこそ国際的に……（笑）。

中村　国際社会が手を組んでね。

澤地　ペシャワール会はノウハウも持っているし、道具ももっているんだし。「希望」の原点になれますね。

中村　日本では顰蹙《ひんしゅく》を買うような工事でも、向こうでは喜ばれることもあります。要らないところにダムをつくったりするよりも、水路工事を、です。

澤地　働いた結果、人が救われるのが目に見えている。こんなこと、いま、世の中にはないですよね。

中村　ええ。これはもう、役得といいますか。

澤地　子どもたちの教育のためにもいいですね。若い人の教育のためにも。いま、みんな空しいんですよ。生きてることがね。特に日本の若者たちは。

中村　ええ。助っ人に来た日本の若者も、現地で初めて耕すことを覚え、「働きがい」を学ぶのです。

澤地　農業については、向こうのほうが先輩でしょう(笑)。

中村　まあ、日本で考えていたこととずいぶん違うでしょう。水泳にたとえれば、泳ぎ方の知識を身につけても泳げないのと同じです。自然の海や川に身を浸し、実際に泳いで渡れるようになったという喜びに近いでしょう。

澤地　その土地にどの作物がいちばん適しているかとか、こういうときには凶作になったとかいう、先祖伝来の知恵はみんな、そこで生きようとしている人たちのほうにあって、外から行った人は知らないもの。

中村 水路でもそうなんですね。若い人は、それなりの意気込みで来ますけれども、われわれのような実務屋から見ると、いわば「役に立たん」わけです(笑)。だって、シャベルひとつ使った経験のない人たちが、現場監督はできない。実際、役立つのは、七十歳以上の人たちです。日本国民全部が、百姓だった時代に生きてきた人たち。

澤地 知恵をもっているのは年寄りですね。体力はないけれども、私だってシャベルぐらい使えますからね。

タリバンというのは、田舎者という意味もあるとお聞きしたような気がしますけれど。

中村 田舎者という意味ではないですけれども、一般に田舎の人が多い。

澤地 つまり、都会の人じゃないということですか。

中村 都会の人じゃないですね(笑)。いい意味でも、悪い意味でも、田舎モンですよ。

澤地 一つのマニュアルや法律みたいなもので、ピシッと治められない人たち。必ずはみ出しているものがあって、それが特色だという人たちですね。

中村 そうですね。

澤地 どこかから指示が下りてくると、皆がそっちへいってしまうということにはなりにくい人たち。モスクを中心にするマドラッサで、指導者の長老を中心にしてそれぞれにまとまる。

中村 たとえば米軍が来た。彼らに対して、うちの村はどう対処するか、村人が決定するんですね。米軍というか、外国軍が手を焼くのは、仲良くなったと思っていたら、隣村に行ったらいきなり攻撃を受けたとかね。つまり、一丸となって何かにあたるということには、ほど遠い人たちなんですね。

澤地　統一は無理、自由な人たちですね。それぞれに意見をもって行動していて、Aではこうだったけれども、Bでもそうかといったら、そうじゃないんですよね。

中村　いちばんわかりやすいのは、戦国時代の日本です。

澤地　群雄割拠みたいな。群雄というのが……。

中村　さらに小さくなりまして。

澤地　もっと小さな単位ですか。一家族というぐらいのところから始まるんでしょうか。

中村　ええ。

澤地　小単位の集落をくくっている共通項は、信仰とか、部族とかですか。

中村　ええ。それと掟ですね。アフガン人に共通の掟がある。それは、日本人が想像する以上に強い不文律です。アフガニスタン全体をまとめるような掟です。復讐、客のもてなし、ジハード(聖戦)、名誉、ジルガ(長老会議)など、それを、どのように、いつ表現するかというのは、その地域によってちがうんです。

澤地　アフガン流分権ですね(笑)。

中村　日本料理と一緒で、味噌と醤油は一緒でも、いつどういうふうに料理されるかというのは、各村々のやり方。そういったバラバラの動きを、話し合いで解決したり、まとめたりするのが、マドラッサの役目なんです。

澤地　マドラッサの役目というのは、すごく大きいんですね。先生がそういうものをつくるのに積極的になったことが違和感をもってみられて、イスラム教に宗旨替えしたんじゃないかと見られさえしたようです。

中村　ああ、そうですか。偏見のある人はそうかもしれないです。でも、あれがないと地域共同体というのが……。

澤地　成立しないのですね。それから、識字率、子どもの就学率なんていうことではなくて、作法でも何でもいいけれども、マドラッサはその部族のなかで生きていくための〝人の道〟みたいなものを教わる場所として、寺子屋としての意味もちゃんともっているわけでしょう。それは、核みたいなものですね。一つの部族というか、集団の。

中村　ええ。

澤地　それも、米軍の爆撃で壊されているわけでしょう。

中村　はい。あれを平気で壊すという、神経がまたねぇ。

澤地　やはりひどく壊していますか。

中村　もう、日常茶飯事といってもいいぐらい、平気でやります。信仰心の薄い私でさえも、たとえば、われわれの住んでいる町の神社が爆撃されたと聞けば、面白くないわけですね。鎮守の森が焼けたとか、うちの宗旨のお寺が爆撃されたとか。モスクを中心にしたマドラッサは、それ以上のものなんです。そういうことに、あまりに無関心だ。

澤地　狙って攻撃している可能性さえありますよね。なにしろ、あの宗教が憎いんだから。その宗教からテロリストが出てくると思い込んでいる、その拠点ですものね。

中村　十字軍的なにおいが、非常に濃厚です。

澤地　ブッシュ大統領の演説のなかに、「われわれ十字軍」という言葉があったと、鶴見俊輔さんが、ひどくあきれていらっしゃいました。

中村　確かクルセイドという言葉を使ってました。

澤地　とてもいいことだと、あの人は思っていたわけですよ。十字軍をね。

中村　それを、日本人が抵抗もなく受け入れるという、その無批判さ。そこがよくわからない。私は、右翼ではないですけれども、これはあんまりだ。日本人としての誇りさえも失ったのかということですね。

精神のよりどころ

澤地　先生が、マドラッサの建設を推進されたときに、教育大臣か誰かが来て、「ここには自由がある」と言ったと。

中村　いや、それは、村の長老たちが集まってきて、皆でお祈りを始めたんですね。日本でいう地鎮祭のようなものですが、そのときに長老たちが、「これで解放された」「自由だ」と言って、ほんとうに大変な喜び方だった。

私も意外だったのは、まず皆が生存していくために必要なのは水で、マドラッサはその次ぐらいだろうと思っていたら、彼らにとってそういった精神生活というのは、生きていく上での水と同じように比重が重たいのだということを知らされました。

われわれも、「自由だ、自由だ」というけれども、彼らが言った、あの「自由」とは意味が違うんだなと……。

澤地　干ばつと米軍の攻撃のもと、再生し、蘇るためのきっかけというか、生きてゆく具体的な手掛かりとしてのマドラッサ。

中村　そうだと思います。

澤地　たとえばマドラッサの端っこにおいてもらって、先入観なしにマドラッサを体験し、その土地に溶け込んで暮して、アフガニスタンについて書くというようなジャーナリストはいないんですかね。

中村　いないですね。いまは、初めから偏見の目で見ている。かつては、いたんですね。

澤地　いたんですか。

中村　ええ。人類学者だとか、そういう限られた人たちですけれども、イスラム研究に興味をもっている人たちは、比較的自由にそういうところへも行ける状態だったんですよね。ところが、9・11以降の空爆などで、向こうも意固地になって異教徒締め出しという、攘夷運動的な動きがあって、いまはそれが不可能になっています。

澤地　沙漠の水路建設は、命を削るような事業と思いますが、しかし、達成された夢とはすばらしいものですね。掘りあげられた土色の水路に、ゆっくりと水が流れこんでくる。たちまち水路は水に浸される。前方に立って、近づく水を眺めている先生の嬉しそうな表情はよかったですよ。別のシーンでは、かさをまして流れる水を前に、土手の上の子どもたちに「見においで、見においで」と日本語で呼びかけている(笑)。これも感動しました。アフガンの人にはアフガンの人の生き甲斐、よろこびがあり、献身した日本人は、ちがう意味の、しかし大きな喜び、歓喜がある——。

中村　自分たちのやり方で、自分たちの慣習や文化に則って、魚が水がないと泳げないように、その水を得た喜びということだったんです。

ソ連軍戦車のアフガン進駐以前に、中村医師とアフガン、パキスタンとの縁ははじまり、現在に至るまで、現地に定着する長い歳月がすぎた。それは、この間に現地で起きたすべての出来事の、生き証人としての歳月でもあった。

ハンセン病患者の治療にはじまって、水路建設の土木工事の指揮者になるのを必然のものとする生活のつみかさねがあった。

最初の訪問で中村医師がはじめて出会った山岳地帯の病人たち。「いつかまた来る」と言って去ってきた約束に縛られ、無力な己をうしろめたく思う心が、一歩また一歩と苦しい困難な道へとみちびいていったと思う。身がまえはなく、不屈の意志をにじませている医師は、「全てを犠牲にした」(『アフガニスタン・命の水を求めて』)。その結果、生きるあかしを手にしたように見える。

六年間キリスト教系の派遣医師としてペシャワールで医療にあたったとき、この会の方針にしたがって自らを支える後援組織を作った。数すくない友人知己が発起人となって、中村医師の現地での事業を支えるためにペシャワール会が生れる。このNGOには、若者をふくむ多くの日本人がボランティアとして、中村医師とともに働いてきた。

記録映像を見ると、水路建設の作業をする人々の頭上に何機もの低空飛行する米軍ヘリコプターの姿がある。機銃掃射の標的にされて攻撃され、外務省を通じて米軍に抗議をし、非を認めさせたということもあった。

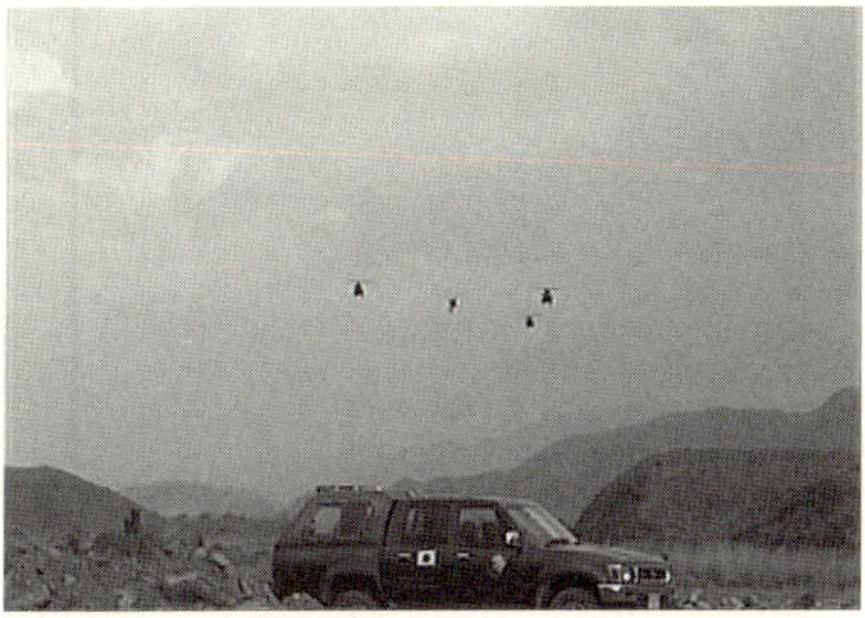

図 30　水路建設作業の頭上を低空飛行するアメリカ軍のヘリコプター

一触即発の大地で、丸腰こそが事業達成の最大前提であると、ゆるぎない意志を語るが、その声が激することはない。全国で「中村哲先生報告講演会」がもたれ、ペシャワール会会員の会費と寄付によって、十六億円の水路建設費用はまかなわれている。日本人はこの事実を誇りにしていいと思う。カネが万能の退廃した社会にあって、ペシャワール会のサポーターとなった日本人の「善意」を。

中村　のちには修正しましたけれども、初めの頃の共産政権は宗教撲滅運動というのを展開するんです。いまのアメリカがやったのと、まったく同じ。捕まえた反政府の敬虔なイスラム教徒に、コーランにオシッコをかけさせたり、それはひどいことをしているんですよ。

また、アフガン人の部隊は傷ついた仲間を見捨てないんです。まだ生きている人を、そこに置いていくということを、彼らは絶対にしない。そういった性質を利用して、生かさず、殺さずのケガをさせる。そうすると、部隊全体の行動が鈍るわけです。そういう爆弾(地雷)まで作るわけです。

あまりに強烈な爆弾で全滅させるのは、かえって戦争の効率が悪い。そのために、適当に傷つけておいて、軍事行動を鈍らせる。心臓を射抜かれてバッタリ倒れて死んだ、なんていうのはもちろん置いていきますけど、足を一本やられて「助けてくれ」と言っている人を、彼らは見捨てない。

澤地 担いだりして連れて行くんですね。アフガン気質では。

中村 そうすると、部隊の戦闘力は鈍るし、行動も鈍る。それを見越して攻撃用爆弾をつくっているんです。これは、人の道に外れていますよ。人の同情心を戦争の道具に使うという、これは許せない。

澤地 そういう話は、どこにも出てこないですね。

中村 人が死ぬことを、ゲームか何かのように考えている人たちが、案外多いんですね。

澤地 二〇〇〇年から、大干ばつが広がっていきますね。この八年あまり、雨はぜんぜん降らないのですか。

中村 そこそこには降るんです。まったく降らないというわけではない。

澤地　ただ、十分でないことと、それからヒンズークシュの氷雪が減ってきているという問題があるんですね。
中村　せっかく降って氷雪が増えましても、温暖化で溶けてしまう。
澤地　それは、洪水になる？
中村　矛盾したことですけれども、洪水は頻発しているのに、乾燥化がどんどん進んでいるんです。沙漠化の現象が……。
澤地　その洪水は、せっかくつくった水路や堰を破壊していくわけですね。
中村　ええ。だから、護岸工事もしなくちゃいけない。
澤地　追いかけっこになりますね。
中村　つつましくても手を打って上手にやれば、洪水がきても思ったほどの被害は、なくなってきますね。
澤地　そこに住み着いた人たちは、自分たちで水路を直すことを始めましたか。
中村　ええ。水路の補修は、ほぼ毎年繰り返しているので、あとはもう、小さな補修ばかりで、いつでも、大げさな機械を使わなくてもできる仕事です。
澤地　自分たちが水路を守る、という意識をもったわけですね。
中村　（うなずく）。
澤地　いま、二十数万人がこの冬を越しつつあるわけですね。この人たちは、よほどのこと――いちばん危ないのは爆撃ですけれども――がなければ、その土地に定着して生きていく可能性が大きくなったわけですか。

中村　いや、もう定着しています。

澤地　そうですか。難民や、避難さきから自分の村へ帰りたい人たちが見に来て、ここで成功したのならば、自分たちのところでもできないか、というふうにはならないでしょうか。

中村　それを皆、望んでいますけれども、それなりの財力が要るわけです。

澤地　それこそ援助が必要ですね。いくら欲しがっても、人力だけでは解決しないですね。

中村　とてもじゃないですけど、どれだけ人力を使ってもできない。われわれ、小さな民間団体にとっては、十数億円というのは大金です。

澤地　いくらかかったんですか。

中村　おそらく完成までには、推測ですが、約十五億円です(二十四・三キロ完通時、十六億円になった)。これは、アフガニスタンの一般の村の人々にとっては、絶望的な額です。

澤地　天文学的数字ですね。

中村　だが、国連組織や、ODAにとっては涙金なんですよね。そのへんを、どうして考えてくれないか。私たちは、自分たちの計画でアフガニスタン全体を救おうなんて思いあがってはいないわけで、せめて実物で示せれば、それがモデルとなって広がっていくだろうと。それは、村人のなかでももちろん、「こういうものができたらなぁ」という気持ちが広がっていくし、国連や国家間援助が必ずしも悪いわけではなくて、そういうものに生かされていけばいいというつもりでやっているけど、いっこうにその気配がないというのが、私自身のいら立ちの一つです。

アルカイダだって、米軍だっていいんで、ともかく水をくれというのが正直な希望です。

丸腰の米兵が水路を掘れば

澤地 米軍は全員、武装を捨てて水路を掘ったらいい。そしたら歓迎されますよね。

中村 水路を掘ったら、アフガニスタンは親米的な国になるんじゃないですか。

澤地 「タリバン征伐」をするよりもよっぽど効果があるんじゃないですか。

中村 というか、タリバンも一緒になって掘るんじゃないか。アルカイダが育つ地盤というのは、はっきり言って、アフガニスタンの農村にはないと断言できます。というのは、アルカイダのアラブ系の人たちを見ていると、非常に裕福な家庭に育っていますね。タリバンと違う点はそのあたりで、いわば都会化された……。

澤地 高度に教育された……。

中村 エリート的な人たちを中心とした人たちです。一方、タリバンというのは、日本でいえばさしずめ、普段は肥《こえ》たごを担いで、畑に撒くような、田舎っぺというか……。

澤地 ローカルな人たちですね。

中村 非常にローカルな人たちです。アルカイダとタリバンはずいぶん違う。アフガンの純朴な人たちは、たまたまイスラム教という同じ宗教で、アラブの国からやってきた信仰深い人たちだなぁという以上の受け止め方をしているとは思えない。

澤地 一つ一つの集落が、わりにきちんとしていて、たとえ同じイスラムの人であっても、よそ者が簡単には入り込めない感じがしますね。

中村 ええ。

澤地 たとえば、アラブで教育を受けて逃げてきた人が、突然、ここで一緒に暮していけますかね。

中村 金の力でやった人たちもいますけれども、それはやむを得ず。皆、食えないから……。ワッハーブの人たちがアラブから大量にやってきたことがありましたが、皆、食えないからやむを得ず従ったというだけの話で、それ以上のものではなかったですね。それも、ごく一部の地域で、ほかの地域は、それに反感をもっていました。

あの当時、ソ連対イスラム教勢力の戦いというふうに二分法で分かれる戦いじゃなくて、ゲリラ同士もかなり激しい戦闘をしていたんですね。それはアラブ系の入った地域になびいた人々と、それに反発するオリジナルのグループとの対決。これがかなり強かったですよね。いわゆるアラブアフガンです。

逆に言うと、それだけアフガニスタンという国全体が伝統的な体質を尊重する国だということで、そこからは、われわれが想像するような国際テロ組織というのは生まれようがない。コンピュータを駆使して、飛行機を乗っ取ってというような芸当が、あのオジサンたちにできるはずがない。いわゆるテロ実行犯というのは、アラブ系のエリートで、ほとんどがドイツ、アメリカ、イギリスで育った若者たちです。

澤地　そうですね。

中村　だから、この戦争そのものがおかしいのは、皆が言っているようにそれですよ。「うちから、どのテロリストがアメリカに渡って米国人を攻撃しましたか」と。テロの温床は、実は先進国の病理です。

　だから、むしろアメリカの病は自分たちのなかにある。それを外に転嫁して、タリバン掃討だとか言っているわけです。

澤地　いまはとても大事なときで、二十万の人、それもただの二十万じゃなくて、これからの希望の種になるかもしれない二十万の人たちの生存を左右するところへ差しかかっている。先生が自分一人でも残って仕事を継続するというお気持はわかります。

中村　われわれが預かっている命というのは、約六十万人です。

澤地　六十万人になったんですか。

中村　六十万人ですよ。

澤地　それは、人がだんだん寄ってくるということですか。

中村　いや、それは水路沿いだけじゃなくて、われわれは、ほかの涸れた用水路も手掛けているんです。

澤地　水を分けるのですか。

中村　自分たちの作っている用水路だけではありません。クナール川の水位がさがっているので、川沿いのどこも取水に困っています。堰上げ工事をやりまして、ほかの村々の用水路も復活させているんです。われわれが撤退すると沙漠化してしまうだろうという用水路、それらを併せて灌漑面積が約一万四千ヘクタールです。

　全部で約六十万人の農民が暮しています。この人たちの生命が、どうなるのかなのです。

澤地　たいへんなことですね。

中村　私たちの強さというのは、現に目の前に、私らの事業によって生活できる人があふれていること。そのことが何よりも雄弁なアピールです。胸を張って、こういう仕事で六十万人の人たちが、私たちの事業で食えていますという事実。それで私たちも喜んで働くし、それを支える側も「それはほんとうですか。お金の出しがいもあります」ということで続いているんですね。それが、事業をほったらかして、会の存続だけを考えるようになったとき、会の生命は終わったと考えてもいいんじゃないかと思います。

澤地　ペシャワール会は、日本人のボランティアによって支えられてきたのだから、日本人もそう捨てたものじゃないと思おうとしていたけれども、現地の中心である中村先生が、あんなに全国で話をして歩かなければならない。そういうペシャワール会というものに、私は正直、いささか疑念が起きていたわけです。

先生は、ほんとうは現地にいらっしゃるのがいちばんいいんですよね。たまには帰ってきてほしいけれども、なぜ、先生があんなに走り回って報告講演会をされるのか。あの講演もペシャワール会維持のためみたいな気がしていたんです。

中村 いや、それは違います。それは、私が金が欲しかったんです。

澤地 そのお金はそっくり水路の建設資金にいったんですか。

中村 ほぼ九十数パーセントはいっています。

澤地 ああ、そうなのですか。先生は土木工学の勉強をされ、設計図も引き、自身、水路で大きな機械を操作して水を通したけれども、同時にその機械を買うお金も、労働する現地の人への支払いも、自分で走り回って集めていらしたんじゃないですか。

中村 私が講演をすることで、募金もずいぶん増えたし……。

澤地 そうでしょう。

中村 それだけではなくて、「あとを頼むよ」と言って、それを整理して現地へ送ってくれる人たち、それぞれ快く出してくれる人たち、そういう人たちによって支えられてきたんですね。

この数カ月、これほど安心して事業に打ち込める時期はなかったです(笑)。日本に帰って講演しなくていいんですもの。現地は、日本と違って何が起こるかわからないし、何時何分にどこでどんな仕事を始めましょうと言って、来れる場所じゃない。講演となりますと、どうかすると一年も前から準備をして待っているわけです。何月何日までに帰ってこいというのは、非常にストレスなんです。

澤地　そうでしょう。よくわかります。

中村　フライトが遅れて、「こんどはいつですか?」と聞くと、「一週間ぐらい延びますかね」と(笑)。でも、主催者はそうはいかない。

澤地　会場を、一年ぐらい前にやっと確保して……。

中村　そうなんですよね。それを考えると、多少は、向こうの事業などを犠牲にして……ということもないではなかったんですね。そのために、工期はおそらく一年以上遅れたでしょう。

澤地　やっぱりねぇ。

中村　実際、これは結果でそうなったんですけれども、(二〇〇八年)秋以降の講演を全部キャンセルしました。それでないと、事業が回らないです。そうしたら、進み方が早いこと、早いこと。

おっしゃるのは、半分ほんとうなんですよ。私が帰ってくることで、現地の事業に穴は空く。しかし、帰ってこないと……。

澤地　資金が続かない部分が出てくる。つまり、ここにこういう機械があれば、もっと早くやれるという、その機械が買えなかったりするわけですね。

中村　ええ。しかし、その緊張のなかで動いてきたわけで、ある程度避けられなかったことなんじゃないかと思います。だから、それはそれで不服を言うつもりはないけど、ちょっとつらいときもありましたね。

澤地　先生の全国での講演会というのは、やっぱり水路建設に切り替わられてからいっそう盛んになりましたね。それは、現地でそれだけお金が必要になったのですね。それまでの医療行為とは、ちょっとレベルの違う。それから、事業の進行につれて、全国に関心をもって応援しようという人がふえてきた。

中村 どっちがニワトリで、どっちがタマゴなのか分りませんが、募金者に対する報告、これも兼ねての殺人的なスケジュールでした。

澤地 先生の講演会スケジュールを見て、若い屈強な人でもまいるだろうと思いましたよ。「これじゃ、中村先生殺されるわ」と思った(笑)。

中村 そう思ってくれる日本人がいるということに、ホッとします(笑)。

私にとっては講演回数は多いけれども、各地域の人にとっては一回きりの出会いです。これは、自業自得だと。事業をするにはお金が要る、働く人にお礼もしなきゃならない。そのなかで、(事業規模は)雪だるまみたいに太ってきたんだなぁという気がして、誰のせいにもしたくないですね。

澤地 はい、誰のせいにもなさりたくない。でも、先生、秋以来キャンセルをなさって、今年も講演の具体的なプランがおありにならないとしたら、つづく水路建設の費用は、どこから出るんですか。ペシャワール会で出せますか、会員の会費だけで……。

中村 うーん。これはもう、だいたい終局に近づいてきているので……。

澤地 見通しがたったということですか。

中村 おそらく、いまはほぼ無政府状態ですけれども、激しい戦闘はそれほどない。しかし、八月にはそれが始まるんじゃないか、皆の一斉蜂起もあり得るんじゃないか。その前に、皆が、その戦乱状態を切り抜けるような状態を、ありったけの金をはたいてもやってくれということで、いま、事務局で理事会にお願いして、金があるなら使ってくれと。皆、東南アジアのそのへんの国の感覚で考えているかもしれないけれども、募金を集めて、その募金がどうやって送られるかというと、銀行振込なんですね。

パキスタンの国立銀行を通して、ジャララバード支店に送られてくるわけです。すでに無政府状態なんですけれども、銀行はまあまあ回っている。ところが次にやってくるのは、銀行の送金システムの混乱です。いくらお金を集めても、現地に届かないという事態が発生する可能性があるので、いまのうちに、ともかくありったけのお金を送って、現地で事業ができる準備をしろと。夏越しの準備をと言っているんですが、それなりにわかってくれてやっています。

そういった事情は、なかなか説明しないとわかってもらえなくて、募金が集まると、現地にスルッといくように、皆、思ってる。それを運ぶのが大変なんです。

澤地　送金体系が機能しているうちでないと、送れなくなりますね。

中村　だから、講演会以前の問題が発生しているという緊急事態なんですね。それを言いますけれども、もう〝オオカミ少年〟になっていまして(笑)。

澤地　これは仕方がないんですね。私も、自分がオオカミをおそれる「羊飼いの少年」になったと思ってますよ(笑)。それにしても、ずっと緊急事態の継続でしたね。

中村　しかし、今年は半端なものじゃないです。伊藤君のことも、実は何年も前から警告していたことです。治安の認識が甘かったとかマスコミが書いていますが、治安の認識が甘かったのはマスコミの側、日本の報道機関の側で、生半可なところじゃないと、私は警告し続けてきた。思ったよりも急展開で無政府状態が進行したと報道されていて、その対策を怠ったんじゃないかという心ない報道まであったりして。

澤地　なにを言うか、と思われても、先生は泰然として笑っておられるけれど……。先生はつぎつぎに何段階にも深みにはまっていって、ついに水路建設までいっちゃったな、と思います。でも、気持ちがない人は、おなじ事態におかれてもそうはならない。先生は、目の前にいる人を助けたいという気持ち、見捨てるのは胸が痛いという気持ちがおありになるから、次のステップへ、さらに次のステップへと進まれたのだと思うのです。それは、「身から出たサビ」とかじゃないですよ。

中村　もし、自分に打つ手がないなら別ですけど、何らかの打つ手があって、そこにそういう人がおれば、それを使いたくなるのが人情というものです。

澤地　それは、先生、川筋の血もあるなと思いますけどね(笑)。これからの若い日本人に、その人情がどれぐらいあるかよくわからない。案外、やるかもしれませんね。

中村　それはその通りです。好感のもてる若者もたくさんいます。ただ、実際にそういった場面に触れることがない。そして教育が悪い。成績のいい人が、偉い人であるかのようにね。結局、卒業して新聞に載るような悪いことをしているのは、学歴の高い人ばかりです(笑)。

澤地　そうですよ、ほんとうに（笑）。金さえ儲ければいいんですからね。

先生、ハンセン病の人たちは、菌が出なくなっても、生涯にわたって薬を飲まなければいけないんですか。

中村　いや、それが最近、治療期間が短縮されまして、病型と人によりますけれども、だいたい二、三年の服薬でいいんです。

澤地　その二〜三年の服薬というのは、何のためですか。

中村　もう人にうつさないという意味で、ですね。

澤地　つまり、菌が出なくなるということですか。

中村　そうです。菌が体のなかから消える時期、感染力がなくなるのは、四十八時間です。

澤地　そんなに早くなくなるんですか。

中村　ええ。最近、結核薬として使われているリファンピシンという薬を使うと、だいたい四十八時間で九十九パーセントの菌は死滅して、感染力がなくなります。

澤地　すごい薬ができたんですね。でも、四十八時間で菌の感染力がなくなるのに、二、三年服薬するのはなぜですか。

中村　それは、患者の体内の菌が完全に死滅したことの確認のためです（一パーセントの菌への対応）。

現地は日本と違って、一般庶民がハンセン病をそれほど忌み嫌わないです。ところが、いわゆるわれわれがいう近代的な国民教育が浸透すればするほど、偏見が強くなるという現象はいったい何なのですかね。

澤地　たとえば、一つ家の家族にはハンセン病の患者もいるんですよね。日常的にその人の手を握ったりしている。ハンセン病を知らない人には、震えるほど恐いこと。

中村　それは、植えつけられた偏見じゃないですかね。

澤地　そうだと思います。ハンセン病を隔離している時代に私は育って、『小島の春』とか、明石海人とかのものを読んでいるから……。

中村　私も、そうです。

澤地　私は、ハンセン病の療養所へ行ったあとの何年間か、うつってないかと思って恐かったですもの。

中村　自分が医者であるにもかかわらず、ちょっと勇気が要りましたものね(笑)。

一九八二年十二月、ペシャワール・ミッション病院へ下見に行ったとき、ハンセン病病棟を案内され、患者に処置をした。処置中に患者の血液が顔にかかったので心配になり、感染しないかと先任女医に尋ね確かめたという先生の文章がある(『ペシャワールにて』)。

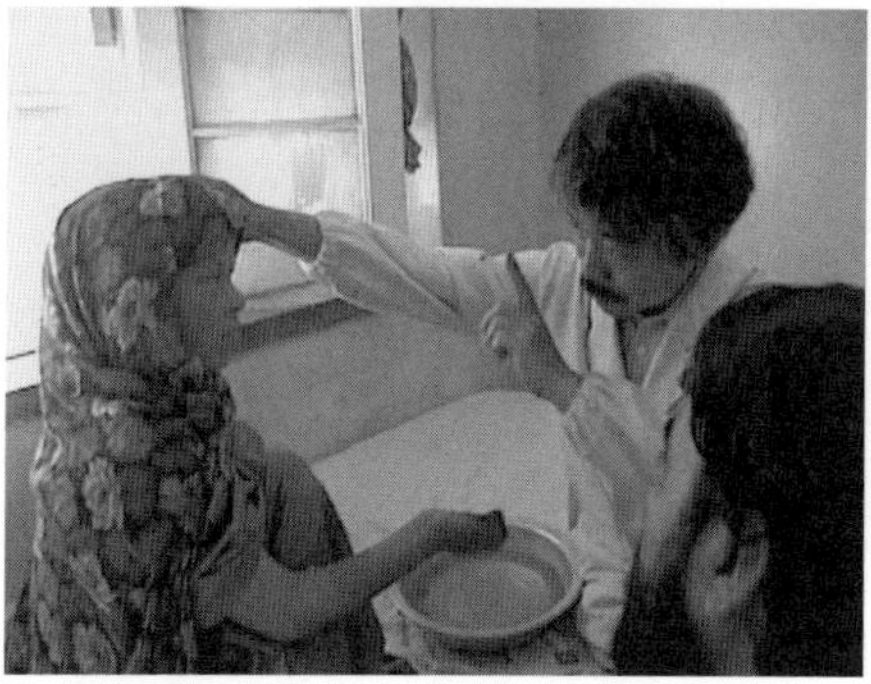

図31　ハンセン病患者の診察に当たる中村医師

澤地　あの文章に私は思わずニヤッとしましたよ。「ああ、お医者さんもこうなんだ」と思って。

中村　いや、偏見は医者がいちばんひどいんです。現地では医療関係者。内科・外科というのは、地元にも医者がいるわけです。わざわざ外国人がしゃしゃり出なくたって、彼らがやればいいけれども、ハンセン病の仕事はお金にならないし、つぶしがきかないということで、その分野はなかなかね。

澤地　やらないわけですね。

中村　わざわざ行った外国人にしかできないなら、私はつぶしがきかなくてもいいし、それほどお金も要らないので、それをやろうかということだったんですね。

澤地　先生の好奇心も手伝ってのことでしょうか(笑)。

中村　そうですね。

澤地　未知のものへの？

中村　ええ。

リウマチ熱、カイバル峠

澤地　そして先生は、ハンセン病のほか感染症のあらゆる病気、マラリア、デング熱などもあると書かれているけれども、後天性のリウマチ熱からくる僧帽弁狭窄症もあるんですって？

中村　非常に多いですね。

澤地　え、非常に多い？　僧帽弁狭窄症は子どもの時のリウマチ熱の一種の後遺症として発症しますね。

中村　向こうは、リウマチ熱が多いんです。抗生物質がゆきわたっていないんですね。日本の場合、風邪だと抗生物質を出します。リウマチ熱は、アルファ溶血性連鎖球菌という細菌の成分によって二次的に起きますが、抗生物質で菌がいなくなります。それで弁膜の炎症が防がれる。

澤地　それは医学の思わぬ恩沢ですね。

中村　うん。日本では、リウマチ熱の発生そのものが、これだけの抗生物質の出回り方によって、ほぼなくなった。

澤地　患者は、心臓喘息みたいに、ゼーゼーしてきます？

中村　心臓喘息になるのは、病人の末期ですけれども。いちばん多く現地で連れて来られるのは、舞踏病。

澤地　え？　歩き方がおかしくなるんですか。

中村　小舞踏病といって、歩き方が躍るような……。

澤地　それも、僧帽弁狭窄からくるのですか。

中村　リウマチ熱の急性期にかかります。舞踏病でくる場合もあるし、発熱でも……。それから、リウマチ熱のときの五大症状とわれわれはいいますが、皮膚に特有の紅斑が……。

澤地　紫色のような紅斑ですね。

中村　どこに出るのかわからないんです。リウマチ熱というのは、どこにでも出る。それで来ることが多いですね。

澤地　それは、苦痛のあるものですか。

中村　苦痛はないですね。

澤地　息切れはありますか。

中村　息切れは、心炎――心臓の炎症――が激しくなるとあり得ますけれども、それは私は診たことがない。

澤地　高地の山岳地帯にいたら、酸素が薄いし、日常的に上がったり降りたりがありますね。そのときに、僧帽弁狭窄の人に障害はないですか。

中村　それは、当然あり得ます。

澤地　そうでしょうね。

中村　心臓に負荷がかかるから。

澤地　その子たちはもちろん、心臓外科手術のチャンスなんかあり得ないから、早く死ぬんですか。

中村　早く死ぬでしょうね。だから、まず向こうでの末期は心不全というやつですね。慢性心不全というのが、すごく多いです。そして、その原因はほとんど僧帽弁狭窄症、弁膜症というやつです。

澤地　そうですか。私は、自分がその病気を五十年抱えているから……。

中村　ああ、そうか。心臓外科となるとものすごい設備が要りますしね。

澤地　ええ。アフガンでも、お金持ちのうちに僧帽弁狭窄の子ができたら、飛行機で外国へ連れていって手術を受ければいい。お金があれば救える命と、見捨てられる命というふうに分かれるじゃありませんか。

中村　それは、不本意ながらも、おっしゃるとおりです。だから、限られた設備で、こっちの能力範囲のなかで、できることというのは、慢性心不全の正しい診断をして、たとえばジギタリスや利尿剤を使ったりして、一年で死ぬものを十年ぐらい生かすということです。それぐらいが、われわれにしてあげられることなんですが、何もしないよりはいいんじゃないかと……。

澤地　もちろんそうです。一人のお医者さんに手を握られることもなく死んでいくというのは、あまりに無惨すぎます。診断が下って、先はそんなに長くはないけれども、薬を使うことで多少は山道を登るときの苦痛が軽減されれば、それはその人にとっては福音ですものね。でも、平均年齢は若くて死んでいきますか。

中村　ええ。日本よりもずいぶん短いと思いますが、たとえば僧帽弁狭窄症で手術が受けられない場合でも、家族によく説明して、心臓が弱いので、なるべく重いものを持たせたりすることを避けるように注意しながら、薬を使う。内科的な治療で、死にそうな人が十年生きたという例はたくさんあるわけです。それでも、意義はあるんじゃないかと……。

澤地　その医療行為のために、ずいぶん遠くまで行かれましたね。

中村　ええ。

澤地　いちばん広がったときには、ペシャワールに一つ病院があって、アフガンに診療所が六つか、七つできていましたね。そのときにお書きになった先生のご本を見ると、非常に希望にあふれて「やっとここまできた！」「前途は開けた！」という感じで、やれやれと思っていると、次に大干ばつの二〇〇〇年がくるからガックリしちゃいますけどね。

中村　(笑)ねえ。

澤地　いま、医療部門はどうなっているのですか。

中村　ペシャワールの本院は、無政府状態のなかで、かろうじて現地スタッフで回しています。送金はペシャワールまでは届きますが、私もいまは、カイバル峠を自由に越えられないんですね。

澤地　また封鎖ですか。というより、危なくて通れない？

中村　そう。カイバル峠は通れなくても、ほかの間道を、前は自由自在に通っていましたが、この頃は、米軍が見張ってるんです。

澤地　米軍ですか。

中村　ええ。そのために、簡単に通れない。地元の人さえ、往来が困難な状態です。米軍としては、そこが重要な補給路なんです。それを、完全な監視下に置くというのが、最近の軍事行動の大きな目的の一つじゃないですかね。

国境地帯での戦闘を激しくさせているというのは、カイバル峠と補給路の確保というのが、かなり大きいんじゃないかと思うんです。私が戦争遂行者なら、そうしますね。

澤地　ほんとうの要衝なんですね。

中村　カイバル峠で米軍の補給路が断たれますと、アフガニスタンで戦争ができません。

澤地　物資はパキスタンから入って、カイバル峠を通ってアフガンへ行くわけですか。

中村　ええ。大半がパキスタンのカラチで陸揚げされまして、空輸できる都市というのは限られていますから、七万人の兵員を養う物資を、空輸で行うということはできないです。七割方は、カラチからペシャワール経由でカーブルまできているのがいまの実態だそうです。そのほかにイラン、タジキスタンから。カイバル峠を失うと、米軍は戦争が遂行できない。

澤地　医療行為も制限を受けているわけですか。

中村　ええ。だから、いま孤立しているのは、意外にペシャワールなんです。

澤地　いま、ペシャワール会の診療所はいくつあるのですか。

中村　アフガンに一つです。ほかは、戦争のために、とても行けない状態になって、放棄せざるを得なかったというのが実態でしょうね。だから、私は、心情的にも米軍に対しては、恨み骨髄ですよ。まさに、戦争によってつぶされた。今度はペシャワールまで。何か行く先々に、意地悪のようにつきまとうんですね、米軍が。ヌーリスタンもそうだったですし、ダラエピーチもそう。われわれの診療所の近くで戦争をしなくたってねえ。それで、ともかく残っているのは一つだけです。

Ⅳ

やすらぎと喜び

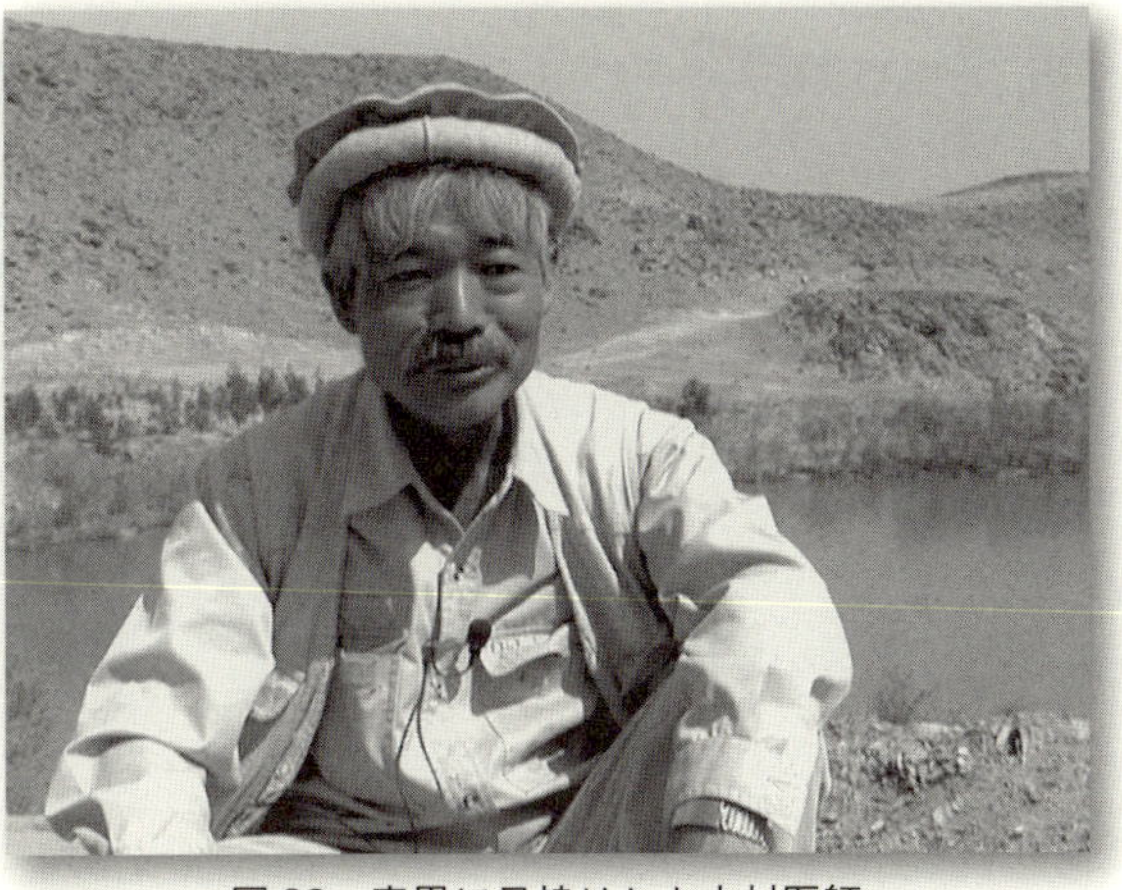

図 **32**　真黒に日焼けした中村医師

中村医師が己を語ろうとしないのは、自慢話は死ぬほど嫌であることのほか、苦労や愚痴話は言ってどうなるものか、という誇りもしくはあきらめあってのものと思える。

死の危険に幾度も直面し、しかしその瞬間、これで楽になれるという思いがひらめいたという。それだけ、生きていれば逃れられない重い荷物を背負っているのだ。アフガンとの約束は容易ならない。

誇り高く、伝統文化をしっかり守って生きてきたアフガニスタン人の周辺には、この二十数年、国際援助の名のもとに「巨額」の現金が寄せられた。一部の人は、それで「富貴の夢」をみたし、忘れられている貧しい人々との格差は絶望的なものになった。

この「新」風潮は、古風なアフガンの人たちすべてを捲きこまずにはいなかったのではないか。人には欲望があり、他人よりわずかでも豊かであることを「幸福」と思う。利にさとくなる一面が生れることも、避けがたかろう。三千メートル以上の孤立した山岳の村は、大統領選挙の投票に参加する機会さえとざされているように思えるが、一様ではないとしても、アフガン気質にさまざまな変化があるのは自然であろう。

沙漠化する大地に水路を掘る。しかしその大地には地主がいて、「成功」を目にすると水の通る前途にあらかじめ塀をめぐらせ家を建てる。工事妨害をし、あるいは交渉によってより優利な立場を得ようとするかも知れない。

人の欲望の果てしなさは、わが得る水量のより多いことに執着を見せもしよう。とくに農民にとって実利と結びつく切実なことだ。

用水路保全のために設けられた池には、生きものがもどってきているが、そこを養魚場にしたいという米軍がらみの要望がアフガン人から寄せられたことがある。用水路は建設の途中であり、洪水への対応、冬の川の水位低下にそなえる緩衝地として、試行錯誤の上で作り得た「池」である。

これは話し合いでことわったという。個々の問題にペシャワール会の日本人職員が分業で交渉にあたり、中村医師は全体状況の把握と判断ののちに方針を決めてきた。心中おだやかでないような勝手な申し出にぶつかっても、決然とした方針と姿勢をつらぬき、あとはこだわっていない。

悪性マラリヤが猖獗《しょうけつ》をきわめたとき、ペシャワール会の現地の資金は底をついた。命を救うべき、一人二百二十円の特効薬を入手できなくなりそうな事態を生じ、待てない住民の一部は、ダラエヌール診療所へ武力攻撃をしかけた。アフガン人はそれぞれに銃器を持つのが普通の暮しである。殺気だち応戦する気配に、中村医師は「いっさい無抵抗」をスタッフに命じ、流血は避けられた。そのあと日本国内からの緊急寄金が、人々の命を救った。

ドクター・サーブ、つまり「お医者さま」と特別の敬称で呼ばれる医師は、休むことなく、現地の水路建設現場や農場で働く日本人ボランティアと、現地人スタッフを中心に、アフガン人の労働力を得て事業をすすめてきていた。

資金は、ペシャワール会会員の会費と人々の寄付。

クリスチャンにして、現地での二十五年間のボランティア活動、妻子とは別居——と書くと、かたしく生真面目な人、笑うこともない人を思い浮かべるかも知れない。

喜びがない仕事は、長くはつづかない。人を信じられなくては、異国の地にとどまることなどできはしない。中村医師は「わが歳月」を思い、人は愛するに足るものであり、真心は信じるに足ると考える境地を生きている。そして、もちろん、「趣味とよろこび」のある生活——。

日々の楽しみ

中村 私は、音楽はもっぱら聴くほうですが、いい音じゃないと嫌なんですね。

澤地 ああ、ほんとうのマニアなんですね。そういう設備がありますか。

中村 日本から持っていきました。

澤地 自家発電の電気で？

中村 自家発電の時間に聴くんですが、この頃は、電池で動く小さいのがあるじゃないですか。あれもかなりいい音です。ペシャワールにはそれを運び込んだのです。皆、医療器械と間違えて、「大変ですね、こんな重いものを……」と同情されましたが、実は音響機器で、さすがに胸が痛みました（笑）。

澤地 じゃあ、大牟田のおうちには、すごいオーディオ設備がおありになる？

中村 すごいというほどではないですが、まあ、そこそこの。

澤地 どんなものをお聴きになるんですか。

中村 曲はだいたい決まっていて、モーツァルトがいちばん好きなんです。皆、「柄にあわない」って言うんですけどね(笑)。

澤地 そんなことないですよ。

中村 モーツァルトが圧倒的に多くて、あと何でも聴きますが、バッハとかのバロックですね。

野外診療をふくむ忘れられた村々への医療行為の展開は、容易ならぬものであった。音楽にいこいを見出す中村医師の当時の一つのエピソード——。

一九九六年六月、三千二百メートルの山岳地帯での移動中、乗っていた馬があばれだした。中村医師はアブミに足がからまったまま落馬して鞍から宙吊りになった。天地が逆さになったとき、雪山を背景にする空の青さが目にしみる。馬が岩石だらけの川床を走り回れば脳挫傷で意識を失う。「天地終始なく、人生死あり」と思う。実のところ、楽になりたかった。過ぎてきた異国の日々を瞬時のように懐しく思った。そして、死が優しく思えた。しかし、スタッフが走り出す前の馬をおさえる。「私はまだ生きなければならなかった。これも天命である」。転落したとき、吸っていた煙草とカセットテープを抱えて離さなかった。元アフガン政府軍兵士の職員が、笑いをこらえて歌った。

「わが勇敢なる司令官殿は、/死ぬ目に遭っても煙草は手から離さない/片手に煙草、片手に音楽

／死すとも変らぬこの勇姿」

大笑いの渦になって、笑い過ぎて腹痛を起して路傍にうずくまる者が続出した。この時聴いていたのは、モーツァルトの「トルコ行進曲」(ピアノ演奏)という(『医は国境を越えて』)。

生きものたち

澤地　ほかに先生の趣味というのは？

中村　趣味は、虫の観察です。

澤地　運命的な「山行き」のきっかけは、蝶へのあこがれですものね。虫の観察はアフガンで可能ですか。

中村　本格的には不可能ですけれども、仕事上、野山を歩き回ることがありますので、そのときに、普通の人だったら見過ごすような小さな虫にも目がいきまして。

澤地　「こういう木の下には、あれがいるんじゃないか」と？

中村　そうですね。それもひとつの楽しみなんですね。お金もかかりません。楽しいですよ。特に、ファーブルの『昆虫記』に出てくるスカラベという虫。私は、『昆虫記』のファーブルという人が好きで、それに出てくるフンコロガシ、スカラベという虫に憧れていたのですが、日本にはいないのです。似た虫に、センチコガネというのがいますけれども、糞の玉はつくらないですね。

澤地　あれは、中に卵がいるんですね。

中村　あれを夕陽に向かって転がして……。

澤地　夕陽に向かって転がしていくんですか。

中村　というふうに書かれてあるんですよ。ホントかなとは思っていましたが、この仕事をしているおかげで、フンコロガシにも何度も出会いました。

たとえば、ウシのウンチが落ちていますよね。「この辺にフンコロガシがいるかもしれない」という目で見るでしょう？　そうするといるのです(笑)。

澤地　いるのですか。

中村　ええ。パキスタンにもいるんです。それが、山のなかで泊まって寝ている時に飛んできて、ガサガサするので、見たらスカラベ。

澤地　そのときは、うれしいでしょうね(笑)。

中村　うれしいですね。ただ、その興味がない人には何でもない。「ワァ、虫だ」といって(手を振って)こうするだけですが。けっこう楽しみもあるんです。虫がいたり、蝶がいたり。日本にいない種類でも、アゲハチョウ科から、シロチョウ科から……。

澤地　シロチョウ？

中村　シジミチョウ科から。

澤地　蝶もいろいろいるんですね。

中村　ええ。科ぐらいまでは見分けがつくんですね。飛び方がどうか、形がどうかで。そうすると、だいたいアゲハチョウ科の蝶が飛んでいると、ここには柑橘類があるに違いないと、そういう推理の楽しみもあります。

澤地 で、あります？　レモンの木か何か。みんな、相互扶助で生きてるんですよね。お互いに助け合って。

中村 面白いのは、蝶というのは特定の植物しか食べないので、ある種族の蝶が飛んでいると、その食卓があるだろうという推測がつくんです。たとえば、シロチョウ科——モンシロチョウとか、モンキチョウとか——の蝶を見れば、まず菜種だとか、キャベツといった十字花科の植物が生えているだろうという想像がつきます。で、探してみるとありますね。

普通の人は、そういうことに興味がないので、あまり話しませんけど、私のひそやかな楽しみです。楽しいことが、世の中にはわりと多いですね。

澤地 「このへんに米軍がいる」というのがわかるようになるといいけれど(笑)。

中村 (笑)。ヘリコプターぐらいでしかわからない。沙漠は乾燥地帯で、動物がいないような印象を受けますが、いろいろいるんですね。

澤地 トカゲなんか、いるのでしょう？

中村 トカゲのすごいのがいますね(笑)。ネコの大きさぐらいのトカゲがいます。

澤地 ええっ！　恐いですね。

中村 それが、人里にいるんです。

澤地　それは食べ物とかの関係？
中村　どうなんでしょう。ネズミを捕ったりするんですかね。だけど、皆、恐がらないですよ。
澤地　一緒に生きてるんでしょうかね。お互いに、害を加えないんでしょう。
中村　ええ。「あれは悪いことをしないから」という程度で。
澤地　サソリとか、ムカデはいません？
中村　サソリはいます。
澤地　危ないんじゃないですか。触らなければ大丈夫？
中村　サソリも、アメリカにいるような、刺されたら死ぬというのはいないです。
澤地　じゃあ、賑やか（笑）。
中村　けっこう賑やかなんですよ。
澤地　地表に砂や石があるだけじゃなくて、生き物がいるんですね。
中村　水があれば人里ができ、そこにまたさまざまな命が生きてゆく。
澤地　鳥は？
中村　たくさんいます。
澤地　スズメ？
中村　いろんな鳥がおりますが、鵜《う》がおりました。
澤地　鵜は強い鳥ですね。水がなくても、鵜がいるんですか。

中村　いや、もちろん水がきたときに。

澤地　水がきたときに、帰ってきた。でも、先生、気をつけないと、鵜が巣を作った木は全部枯れますよ。鵜のオシッコか何かで。私は、ボルガ川の終るところでそれを見たとき、鵜はすごい鳥だと思いましたね。枯れた木にすずなりに鵜がいた。

中村　へぇー。日本では、鵜飼の……。

澤地　鵜飼の鵜しか知らないけれど。

中村　鵜が来たときにはびっくりしましたね。

澤地　けっこう人間以外の生き物がいるんですね。

中村　います。

澤地　犬とか、猫とかは、人間が飼うものですよね。

中村　珍しいところでは、ヤマアラシがいたですよ。

澤地　毛がバッと逆立つ、あれですか。あまり大きくなくて。

中村　ええ。ヤマアラシがいるという話を聞いて、いっぺん見てみたいもんだと言ったら、地元のお百姓さんが捕まえてきて、箱に入れてくれましたが、夜中にガサガサ、ガサガサいって、段ボール箱のなかで暴れるので逃がしました(笑)。

澤地　大きい動物はいませんか。

中村　少し高い山のほうに行くと、雪渓がまだ残っているところがあって、森が開けているというか、ヒマラヤスギが自生しているところがあって、そこにはトラが……。僕は見たことがないんですけどね。

澤地 でも、話としてはいるんですね。

中村 ええ。あとは、カモシカの種類で珍しいものがいます。

澤地 鷹とか、鷲とかいうものはいないんですか。

中村 います。

澤地 あたりまえにいるんですか。

中村 ええ。沙漠地帯は、生命が少ないかというと、そうでもないんですね。

澤地 どうしても、まったく無人の野のような感じがありますよね。「アフガンの沙漠化」なんて言われると。

中村 しかし、その上に人里ができると、もっと賑やかになる。水によって魚も入ってくるし、魚を狙って鳥も集まってくるし、いろいろな水生昆虫、アメンボウとかね。

澤地 この頃、日本にはアメンボウがいないっていうんですよね。ミズスマシもいなくなったとか。人間が卵を孵化させて、種の保存をやらなくても、どこかで眠っていた卵がかえるんですかね。

中村 ねぇ。途中に大きなため池というか、水量調節の、土石流を防ぐための遊水池に連続して、だいたい直径が百メートルから三百メートルの池をいたるところに置いているんですが、そこに魚が棲みつくんです。初めの頃——四年ぐらい前——に完成した、緩衝池といいますが、水を一定にするためにつくる堤と川が一緒になったようなところに魚が棲みつきまして、付近のお百姓さんが魚屋を開いて、そこで獲った魚を揚げて食べる店までできています(笑)。

澤地 人間の暮しが戻ってくるということですね。

中村 そうですね。ホッとしますね。あんなのを見ると。

澤地 その魚は、ナマズとかですか。

中村 ナマズもいますが、たいてい食べるのはマスですね。

澤地 それはいいですねぇ。トウモロコシでも何でも、主食が獲れるようになって、マスを揚げるなりして食べれば、タンパク質は摂れるし。

中村 ええ。

澤地 子どもは、栄養失調にならずに済むし。全体の健康度が上がれば、病気の発生率も落ちるでしょうね。

中村 落ちています。

澤地 ああ、やっぱり。

中村 水がきたとき、まっさきに来るのは、牛と子どもです。水がくるところは、病気が減っていく。さっきの、女の人の水汲みじゃないですけれども、子どもが、水浴びをするようになるんですね。堤なんかに行きますね。こっちは、「あそこは深いから行くな」と言いますけれども、子どもは止められないです。

澤地　飛びこむわけですか。
中村　ええ。暑い時は、子どもたちの楽しみの一つなんですね。
澤地　それは、清潔なことでもありますよね。水に入るってことは。
中村　皮膚病がすごく減っています。
澤地　すばらしいですね。苦労に対して、目に見えて効果が上がる、答が出るということに、現在の人間はほとんど縁がなくなりましたね、空しいことに。

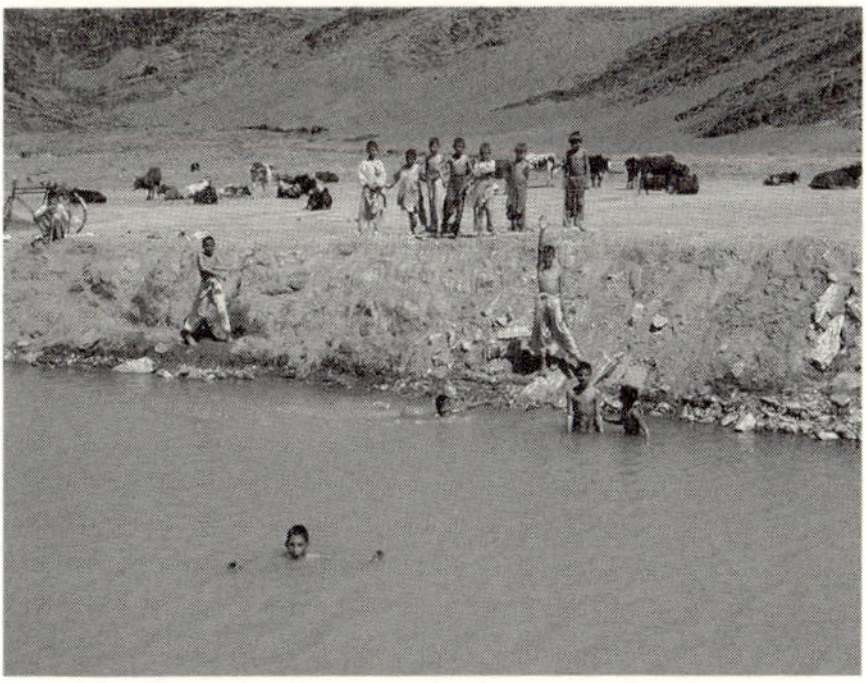

図 33　調整池で水遊びする子供たち

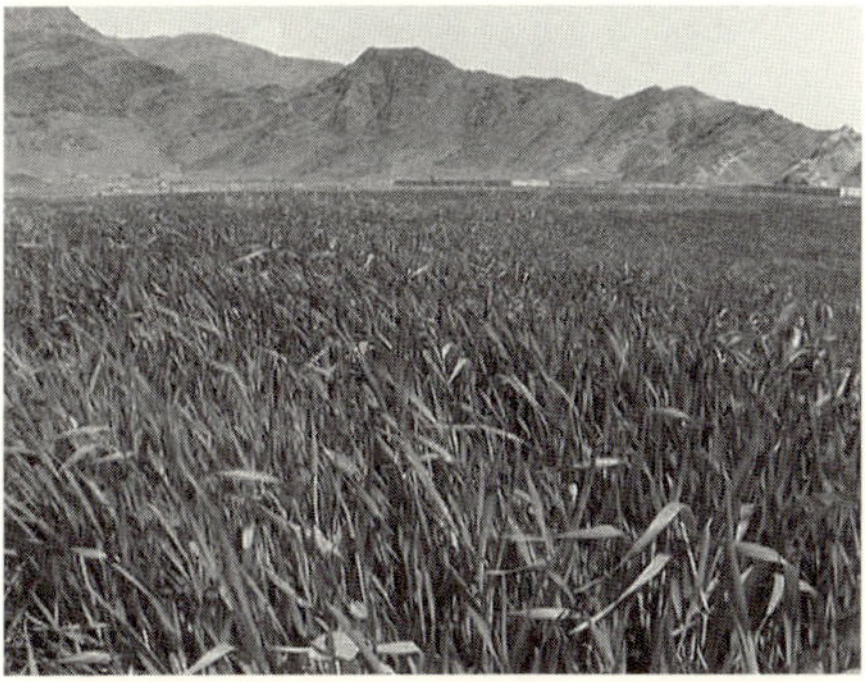

図 34　見渡す限りの麦畑(1 年前は沙漠だった)

中村　うーん。自分たちがした仕事が、目に見えるかたちで、すぐ目の前に、現実に現われるのですね。去年は沙漠だったところが、今年は見渡す限りの麦畑になる。それを現地の人が見て、びっくりするわけです。自分たちの仕事が、こういうことにつながってくると、正直に答がでてくるからですね。

澤地　現実に自分も参加して、答が目の前にあれば、よくわかりますね。いくらお説教をして、「こうやればこうなる」と言っても、それでは動かないですよね。

その礎石になる仕事を、この二十五年間のあいだにおやりになった。ともかく一つのモデル地域ができるというところまで、きましたね。

先生一人が現地に残られて、これからの見通しとしてはどういうことになるんですか。

これからの見通し

中村　おそらく、人類がどんなに変化してもなくならないのは、農業という営みだと思うんですね。食べ物を作ることです。アフガニスタンは、それがじかに見えるところで、水さえあれば、これだけ豊かで平和な生活ができるのだという実証があれば、たいへんな力になると思います。それも半端な数じゃないですよね、六十万人というと。その実証がモデルとなって、自然に広がっていく気がします。

しかし、アフガニスタン中を豊かにしようと思っても、身は一つですからできないわけで、体力もない。せめて、そういう中規模のモデルさえきちんとできれば、アフガン復興だとか、平和を含めた具体的な方向として広がっていくという確信みたいなものがありますね。

ときどき、ジャーナリストが来て取材していきますけれども、そのとき、判で押したように住民が言うのは、自分たちは戦争には疲れたと。武器・弾薬より水が欲しいんだということですが、そのとおりだと思います。

なぜ水が欲しいのか。ペットボトルに入っている水ではなくて、それで耕作ができて、動物が棲み、子どもたちの栄養失調が減ったり、そこで生きていく命の源とでもいうもの、そういうものが必要なんだということを、口をそろえて言いますね。また、アフガニスタンというのは、いいことか、悪いことか、いわゆる近代化に取り残された国で、自分たちの伝統を頑なに守る民族が住んでいたわけですね。そういうところでは、かえって鮮明に水のありがたさ、自然と人間の共生の仕方といったものが、言葉もいらないぐらい、皆、自然に生きている。そういう姿を見れば、何かヒントがあるんじゃないかという気がします。

澤地　私は、先生のお書きになったものや、おやりになったことを見ていて、やはり先生にはクリスチャンとしての信念がある。意識していらっしゃらなくても、それを根底にもっていらっしゃることを感じます。

中村　(笑)。自分はクリスチャンだからというより、現地にいて、「どうにもならんことは、どうにもならん」という諦めとでもいいますか、そういうものを感じますね。地元の人は「これは神様のご意思ですから」と言う。それは、諦めというよりも、一種の謙虚な気持ちのような気がしますね。
洪水がきたにしても、日本だと「国は何をしてるんだ！」ということになりますけれども、向こうの人は、国家そのものをあてにしていないので、自分たちの意のままにならないことがあるんだ、それはそれで甘受しようじゃないかというのが、どこかあるんですね。

澤地 そのときは、イスラム教の神であろうと、キリストであろうと、関係ないんですか。

中村 そう思いますね。

澤地 みんな一つの神ですね。

中村 論語にも似たような言葉があったと思います。

澤地 向こうの人も、先生がクリスチャンであるということは知っているのですか。

中村 知ってますよ。イスラム教徒になれば、いろいろと仕事も有利でしょうけれども、もうこの年になって宗旨替えをしようとは思わないですね。

澤地 先生は、パシュトゥン族の女性への評価が高いですね。

中村 そうですかね。

澤地 ええ、こういうことを書いておられる。彼女たちのそれぞれの個性的な顔。近代化された自我には、それがない、って。近代化された自我をもつ女たちにはないような、個性的な顔をしていると。

中村 そうですね。

澤地　「日本の女たちには少ない輝きがある」と。

中村　(笑)。

澤地　「あくの強さ、しぶとさがある。高貴と邪悪が素直に隣りあっている」と、書いてありました。

中村　そうですか(笑)。生意気なことを言って。

澤地　いえ(笑)。私はそうかなと思ったんです。ブルカに隠されているなかには、そういう顔があるんだなと。先生を惹きつけるアフガンの魅力の一つは、壮大な多様性と思う。よくわかるような気がします。多様性を排除して、一つの答を出して、あとは切り捨てるところが日本の社会にはあります。多様でこそいいと思います。

中村　多様性を認めるのが、本来の民主主義だとか、自由主義だと思います。

澤地　ああ、ほんとうにそう思います。

中村　多様性を認めないデモクラシーとはなにか。

澤地　それでは、ヒットラーに近い。

中村　ヒットラーに近いです。

特に最近は、マニュアルでしばりあげて、そうしないと落ちこぼれになると信じこまされている。そんな言葉が生まれる世の中は異常な感じがしますよ。

澤地　異常ですよ。自殺が年々増えていくのも。年に三万人以上死ぬということは、一日に百人死ぬんじゃないですか。四、五十代の男たちが多いともいいますが。私は、過労死と失業苦などの自殺の多い社会は、恥ずかしいし悲しいです。

ところで、ハンセン病の末期というのは、非常に苦痛のあるものですか。

中村 ええ。特につらいのは、「らい反応」というやつです。

澤地 先生の書いていらっしゃる、一九八五年の暗いクリスマス。生涯でも忘れることができないというクリスマスの、痛みに泣き叫んだ女の人の話を読んで、こんなに痛いのかと思いました。

中村 ええ。あれは、ハンセン病患者のあいだでも悪名高いもの、日本では「熱コブ」と言っていた。

澤地 熱が出るんですか。

中村 熱も出るし、細菌が固まっているところが、一種の免疫反応で炎症を起こすんですね。それが全身に起こるものですから、それが痛いらしいんです。

澤地 ひどい痛みで、泣き叫んだみたいですね。

中村 ええ。誰に聞いても、あれにはなりたくないと言います。

澤地 同じ病気でも運の悪い人はそれになるというわけですか。

中村 菌をたくさんもっている患者さんです。

澤地 ああ、そうですか。あの人は、お母さんも、お姉さんもハンセン病で、その妹娘でしたよね。母と姉は、自分の村へ帰った。病状のすすんだ妹だけが残されていて、痛みに泣き叫んだんですね。病院中が震え上がるほどね。そして、呼吸器もやられるんですか。

中村 ええ。喉頭浮腫といって……。

澤地　腫れてくる？

中村　同じ反応がここに起きて（のどを指す）、腫れてきます。

澤地　そして、呼吸ができなくなる？

中村　それで窒息死した患者が一人いましたね。

澤地　先生は、悩まれたあとで、彼女に気管切開をされた。その人は声を失って静かになるんですね。

中村　ええ。それに呼吸ができるから……。

澤地　楽になった。

中村　楽にはなった。

澤地　でも、医者として非常に無力な感じに打たれたという。ハリマという女の人ですね。「あまりに絶望的な状態で、人間に関する一切の楽天的な確信と断定を、ほとんど信じ難くした。（自分は）患者とともにうろたえ、汚泥にまみれて生きていく、ただの卑しい人間の一人にすぎなかった。泣き叫ぶハリマと同じ平面、一生涯忘れることのできない暗いクリスマスだった」と書かれています。ペシャワールにはじめて御家族がそろった年のことです。

　クリスチャン系の海外医療協力団体と訣別して、ペシャワール会として独自にやっていこうという決心を固められるきっかけになったのでしょうか。

中村　あのときですね。

澤地　家族を帰し、一人でやってゆくと心を決められるとき、ひどく苦しまれましたね。心がひきさかれるほどと書いていらっしゃる。やる意志があっても手だてがなかったときです。人生には、いくつかの節目があると思いますが、これは大きな節目ですね。一人のハンセン病患者をきっかけにして。これを読んだとき、私は、感動しました。なかなかお医者さんは、ここまで感じてくれないでしょう。

中村 そうですかね。

澤地 「人のやりたがらぬことをなせ、人の嫌がるところへ行け」という気持ちになられたことにつなげて書かれていました。そのあと先生が大奮発をして、高いケーキをいっぱい買ってきて、患者たちにミルクティーをいっぱい飲ませた。そのときハリマも笑っていたというのは救いですね。

中村 そのくらいの贅沢はさせたかったわけです(笑)。

澤地 お金が十分にあるわけでもないのに。

中村 (笑)。なんかね、一つぐらい贅沢があってもいいと思うんですよね。それぐらい。

澤地 どこかで息を継いで、賑わうことがなかったら、やっていけませんよね。そんな求道的にはね。

中村 ねえ。そんなに暗いことばかりじゃねぇ。

「情を交わす」ハトの目

澤地 私がもっと体調がよければ、現地へ行きたいと思っていますよ。知らないから、虫がいますか？なんて聞かなきゃならないですもの(笑)。知らない土地は、わかりにくいです。

中村 たしかに、わかりにくい世界ではありますが、楽しい……うーん、行って損はないところですね。ただ、いままでになく治安が悪いので。

澤地　一つは治安の問題ですね。

中村　いまは、治安の問題がいちばん大きいですね。

澤地　私の場合は、感染に対して無防備だという理由です。

先生は、人間ドックなんかはちゃんと受けられるんですか。

中村　胃の検診を三年前にやったのが最後ですかね。日本に帰ってくると、医学部のときの友だちが勧めてくれるけど、とてもスケジュールにゆとりがなくて、延び延びになっています。

澤地　でも、それはスケジュールをつくる人が、スケジュールのなかに入れるべきですよ。ドックが万能だとは、私も思っていません。だけど、何か予兆ぐらいは見つかりますもの。先生は、ご自分の血圧だってご存じないんじゃないですか。測っていらっしゃる?

中村　いや、測ってない。

澤地　私も測らないんだけれど(笑)。でもきちんとお医者さまにみてもらっていますよ。現地の召し上がりものって、肉食が多いですか。野菜が多いですか。

中村　野菜が圧倒的に多いです。向こうの人の食事は、遊牧民がいるから、カバーブ、焼肉なんかが多いんじゃないかって言われますけど、肉を食べるのは、中流家庭で一週間にいっぺんぐらいですかね。

澤地　羊の肉ですか。

中村 そうですね。普通は、大豆で蛋白質を摂っています。

澤地 大豆はいいですね。でも、納豆というわけにはいかない。あ、先生は九州の人だから、納豆はお好きじゃないでしょう。

中村 いや、九州の人は、納豆は好きですよ。

澤地 そうですか。先生のご飯のしたくは、誰がしてくださるんですか。

中村 向こうでですか。いまは、私一人なので、三人ばかりガードがいます。ガードの一人がやってくれます。

澤地 男の人でしょう？

中村 男ばかりなんですね。でも、最近は米が手に入るようになったので、晩御飯は米を食べるんですね。コップに一杯ぐらいの米を鍋に入れてもらって、あとは自分で炊いて。

澤地 おかずは？

中村 生野菜(笑)。そして、夜勤の職員用に食事係が料理を作る、それを、一部もらってくる。日本から、いろいろものが送られてきましたが、保存食というのは飽きるんですね。

澤地 そのガードの人が、先生の洗濯物とか、ベッドメーキングとかもやってくれるんですか。

中村 やってくれます。

澤地 先生以外にお医者さんはおられますか。アフガンの人で。

中村 います。

澤地　ペシャワールには、医者が余るぐらいいて、しかし、社会のためにやる医者はいないという話を聞きますが、そうなんですか。医科大学もあるんですね。

中村　日本と同じですね。よく、国際協力で医療サービスの充実なんて言っていますが、医者がいる村を探すほうが簡単なんです。アフガニスタン、パキスタンともに。日本と違って、福祉予算というのはほとんどないですね。だから、日本の保険診療で通用するような診療は、まずできないです。日本の医療関係者が来ますと、まず、そのあたりでつまずくんですね。

澤地　東洋医学や漢方薬のようなものはないんですか。

中村　あります。民間療法が。

澤地　合理的な療法ですか。効いているんですか。

中村　効いたと思えば効きます(笑)。

澤地　でも、盲腸炎なんかのときには、困るんじゃありませんか。

中村　うん。ところがよくしたもので、たいていの病気というのは、自然に治る病気なんですね。だから、治りかけにたまたままじないをしてもらいますと、そのまじないが効いたと、皆、思ってしまう。これは日本も同じです。内科の先生は「この薬が効いた」というけれども、放っておいても治るときに、その薬を使うと、その薬があたかも効いたような気がするんですね(笑)。

田舎に行きますと、皆、一人一人が医者ですよ。このあいだ、やけどをした人を前に、お湯で洗うとか、水で冷やすとか、僕の前で言ってるから、「俺は医者だぞ。なぜ、俺に聞かないんだ」と(笑)。

皆、忘れてるんですね。「そういえば、中村先生はお医者さんだった」と(笑)。

澤地　なにがドクター・サーブ(医者さま)なのか(笑)。

アメリカは、何を錯覚したのか、世界中を、アメリカの考える民主主義に変えようとするみたいです。これは、ファシズムじゃないですかね。

中村　ファシズムそのものですね。

澤地　そんなに傲慢になっちゃいけないですよね。自分の国でも、まだ答がでていないでしょう。貧富の格差とか、いろんな点でね。よその国にまで輸出して、言うことを聞かないところは武力で征伐するというのは、すごくおかしいと思う。さらには軍需産業の利益追求がくっついていれば、堕落するのは目に見えています。ブッシュ大統領はイラクに大量の破壊兵器があるというＣＩＡ情報は間違いだった、これは遺憾であると言った。でも、それならイラク攻撃をした責任をどうするのか。それは言いませんものね。

一九八四年、ペシャワールへ着任するとすぐ、中村医師はパキスタンの国語ウルドゥ語習得の目的で寄宿舎へ入った。規則のきわめてきびしいところで、もちろん禁酒禁煙である。中村医師はたまらなくなって下宿へうつったという。理由は、酒ではなく、煙草だった。

澤地　先生、ウルドゥ語学校の「脱走」(笑)は、禁煙の掟にたえかねてのことでしょう?

中村　(笑)ええ。私はピースが好きなので。
澤地　ヘビースモーカーなのですね。缶入りのピースがいいんでしょう。
中村　缶入りが一番うまいですが、持ってまわるのにかさばる。現地ではセブンスターを吸っています。向こうの人には高いけど、日本円にして六十円ぐらいで、安いです。ただ、古いときがある。
澤地　ああ、いつ作ったのかわからないのね。アフガニスタンのタバコはどうなんですか。
中村　アフガニスタンは製造していないです。
澤地　タバコを作ってないんですか。
中村　タバコ会社がない。
澤地　タバコの葉っぱは作ってる？
中村　作ってます。
澤地　輸出しています？
中村　いや、自給自足です。
澤地　手巻きか何かで吸っているわけですか。
中村　向こうは、水煙管《キセル》といって。
澤地　ああ、水パイプ。
中村　はい。回し飲みするんですよ。壺のなかへ、湯けむりをくぐらせて吸うんですね。お年寄りが、こう長いのをおいしそうに吸ってますね。長老たちが吸ってます。

澤地　農民たちは、タバコは吸わないのですか。

中村　吸う人のほうが少ないです。経済的な理由ですね。だから、私がタバコをやりますと、大事そうにしまうんですよ。吸わないのかと言うと、「いや、もったいないので仕事が終わるときまでとっておく」と。だから、高級な嗜好品なんですね。

タリバン政権は、一時、タバコまで禁止したといいます。彼らはピューリタン的なんですね。酒はもちろん駄目ですしね。

澤地　タバコも駄目だったのですか。

中村　タバコも一時禁止。

澤地　男女が一緒にいることも駄目じゃないですか。

中村　そうです。程度はありますけれども。

澤地　結婚は禁止？

中村　結婚は禁止しません。

澤地　禁止したら、人がいなくなっちゃうから(笑)。

中村　音楽も禁止しました。でも民族音楽はいいんです。結婚式のときに、向こうの人は陽気になって踊ったりするじゃないですか。それは、お咎めがなかったです。西洋風のジャズだとか、ロックとかは駄目です。

澤地　精神の堕落を招くというのでしょう。日本でも、そういう時代がありました。

中村　私の父が、いいことか、悪いことか、西洋の音楽が大嫌いでした。戦後、ジャズとかが入ってくるじゃないですか。流れてきただけで、プチッとラジオのスイッチを切って、「日本人はこれで堕落する」と言って(笑)。

澤地　タリバンの強硬派というか、純粋派というのは、ストイックだったんですね。

中村　ストイックです。

澤地　ただ祈ればいいのですか。祈りの時間を正確に、カーバの方向を向いて。

中村　祈りもかなり厳格に強制してましたね。たとえば、路上。普通は、トラックの運転手なんかは、途中でやめていると物が着かないので、向こうについてから時間をずらして祈った。一日五回の祈りがありますから、一回、どこかの時間に追加すればそれでいいんですね。われわれが手術をしていても、手術中にお祈りの時間というのが当然あるわけですが、そのときは手術をしてもいいんですよ。

澤地　トータルで一日五回になればいいんですね。

中村　そうです。ところが運転手の場合でいえば、タリバン政権の時期は、祈りの時間になったら、走っている車を全部止めて、最寄りのモスクでお祈りをさせていました(笑)。そういった窮屈さがあって、「窮屈だなぁ」と、不愉快な感じを生んだ面もあったですね。

あとは、これはまた会議の弊害で、偶像が何かという定義を一生懸命に議論するわけです。二〇〇一年の三月、国連制裁で外国の団体が全部引き揚げたんですね。あの状態で引き揚げるなら、国連職員は上の命令だから仕方がないとしても、ＮＧＯまで引き上げろとは言ってなかったんですよ。ところが、NGOも右へならえで、全部引き揚げてしまって、首都のカーブルが無医地区状態になったことがあります。

誰もやらないから、われわれの出番かなということで、五カ所の診療所を開いたことがあったんですね。臨時診療所です。そのときに薬の輸送車を、タリバンの兵士がカーブルの入り口で、止めたことがありました。われわれペシャワール会のマークが、赤三日月で、これは赤十字と同じ医療のシンボルですが、その赤三日月に鳩のマークが描いてある。というのは、私が(煙草の)ピースが好きなものですから(笑)、それと二重の意味で、平和のハトのマークに赤三日月。

そのマークが偶像になるというわけですね。「なんでだ?」「動物と情を交わすことは禁止されている」「どうやって情を交わすんだ?」「見つめあって情を交わす」「では、ハトの目に絆創膏を……」(笑)。

澤地 (笑)なぜ、情を交わしちゃいけないんですか。

中村 それは、私もよくわからないですね。神でないものを拝むことにつながるのだろうと。僕は理屈がよくわからないですが。

澤地 ずいぶんうるさいことを言ったものですね。

中村 それは国連制裁で、過激派が勢いを増して、そういう宗教的な議論が大まじめにされていたんじゃないですかね。でも下々の役人は、そのバカバカしさというのを知ってるんですよ。自分も、上の指示でこうしているんで、そういう目的なら、ちょっと絆創膏を貼っておいてくれと……(笑)、その程度です。

澤地　ハトのマークが駄目なのですか？

中村　ペシャワール会のマークは赤新月社（赤十字）のような長い三日月の横に、ハトが描かれている。そのハトが問題になったのです。

澤地　ああ！

中村　車両に描いてるんです。それが、偶像崇拝につながるからという。「そんなことは初めて聞いた。偶像崇拝とハトと何の関係があるんだ」「自分もバカバカしいとは思いながらも、上の命令でそうしているのだが、仕方ない。ここはちょっとハトが人間を見ないように絆創膏を貼れば、それで……」と（笑）。

澤地　そこで、絆創膏なんですか（笑）。

中村　だから、皆、バカバカしいことと知っていながらも、そこそこに、それぐらいの話で終わっていたわけですね。

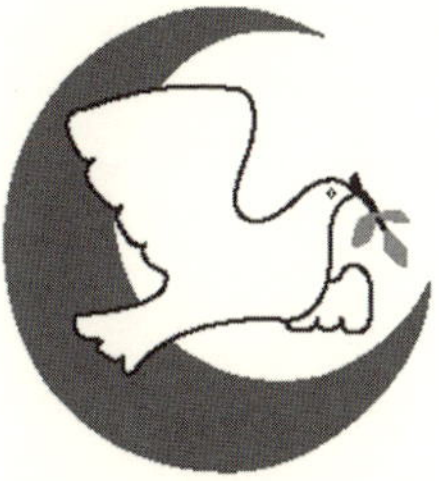
図35　ペシャワール会のハトのマーク

澤地　バーミヤンの仏像を爆破してしまったでしょう。先生は、あの仏像には深い思い入れをもたれたみたいですね。破壊の跡へ行って。

中村　たまたま、あそこを通ったんです。いちばんハンセン病の多いところです。

澤地　すでに顔はなくなっていた大きな仏像を、さらに爆破した。先生はすべて形がなくなっても、それで消えてしまうわけではないと思われた。

中村 私は、そう思いますね。バーミヤンの仏教遺跡というのは、日本人なら郷愁と愛着があります。しかし、あれは、騒ぎすぎですよ。普段、お寺も参らない人が、あのときはワーワー騒いでね。

知らないということは、恐いことだと思いましたね。片や、飢え死にしそうな人が百万人といってたんですよ。追い詰められた状態では、人間は、精神的にどこかおかしくなるわけで、そのへんの配慮というのが、ほとんどなかったですね。

澤地 タリバンは、内戦の中から九四年にカンダハルを制圧。九七年、国名を「アフガニスタン・イスラム首長国」に変更。九八年、テロリスト訓練組織破壊の名目で、アメリカから巡航ミサイル攻撃を受ける。九九年、アメリカ、タリバン政権に経済制裁実施の大統領宣言。つづいて国連による第一次タリバン経済制裁実施。〇一年十一月タリバン政権崩壊。つまり約七年間「統一」をおこなった。一時にせよ、タリバン政府というのは威力をもったのですか。

中村 それはもう、圧倒的でした。

澤地 それは威嚇的な存在でしたか。

中村 威嚇もときにはあったでしょうけれども。

澤地 共通の敵、たとえば、ソビエト侵入に対するアフガンの人たちの憎しみがありました。おなじように新しい外国勢力に対して、人々がタリバンのもとに一致結束したということですか。

中村 いや、そうじゃないです。簡単に考えれば、ソ連軍が撤退したあと、アフガニスタンは大混乱になり、内戦が激しくなる。それを収拾して、天下統一を果たしたのがタリバン政権です。しかし、私が見て思ったのは、いわゆる威嚇による統一ではなかったですね。威嚇という手段もつかったんでしょうけれども、それが主力ではなくて、彼らのやり方というのは、まず地域の長老会と粘り強く交渉して、地域の治安を保障し、自治を保障する。その合意を取りつけて、自分たちの武装部隊を進駐させるという、きわめてアフガン的なやり方なんです。

だから、いまアメリカとNATO軍を十万人にしようとしているけれども、それでも制圧できないでしょう。タリバンの初期勢力というのは、一万二千名くらいで、最後まで二万人を超えることはなかったんです。それが国土の九割を完全に制圧したということですから、やはりそこに、アフガン人の気持ちに訴える何かがあったんじゃないか。

自治を保障するということと、アフガン人の掟を尊重するということ、この二つですね。しかし、その掟のなかには、女性のブルカ着用とか、元来不文律であるものを明文化して、堕落した都市空間まで消滅させようとした。そこで無理があったんじゃないですかね。

カーブルという町は、たしかに私たちの目から見ても堕落した面があったと思いますけれども。

澤地　女の人がミニスカートをはいていたっていうのは、その頃のことですか。

中村　うん。それはもちろん禁止しますけれども、やはり都市と農村というのは、ある程度併存してあるのが自然なかたちで、自由な空間をすべて消し去ったところの問題だったんじゃないですか。

澤地　人心を掌握するとき、収攬《しゅうらん》するときには、長老を動かして合意してもらい、兵力をそこへ送り込む。掟を守るということは、伝統的なアフガンのしきたりに則ってやったわけですね。だから、人の気持ちもついていった。

でも、そのあとで、自分たち自らが壊れていきますね。いろいろなことを強制することでね。

中村　ええ。権力を掌握したところまではよかったけれども、そのあとは子どもの凧揚げ禁止令だとか、すべて宗教の力で解決しようとした。それが、一種の不信感を生みましたね。それは、タリバン政権だけが責められることではなくて、いろいろ国際社会の救援団体がすべて引き揚げてしまって、身動きがつかなくなり、追いつめられたということがあるのだと思います。

澤地　一種の空隙、空間ができてしまったわけですね。ソ連占領時、アメリカが背後で支援しているゲリラが力をもつ状態、それを皆手を引いてしまった。ソ連は撤退し、国連も退いたわけですね。NGOもいなくなった。

中村　というか、タリバンいじめです。一九九六年九月、国連がかくまっていたナジブラ大統領を、タリバンが処刑した。国連としては、いたく体面を傷つけられた。それに対する報復。それが、経済制裁です。援助ストップ。

澤地　経済制裁ですか。

飢餓前線にいる人々への食糧供給も止めようとしたそうですね。タリバンが憎かったとしても、一般市民の死活にかかわるようなことでしたね。あの時期は、アフガンの人たちはどうやって生き延びたのですか。皆、難民になったわけですか、食べられない人は。

中村　既に難民は大量に発生していましたけれども、さすがに国連の現地職員が強硬に反対しました。「食糧だけは、制裁項目から外すべきだ」と。それで、食糧制裁は実際には行われなかったわけです。二〇〇一年一月の国連の第二次経済制裁と、タリバンのバーミアンの仏像の破壊。われわれはカブールで診療所を開いていました。二〇〇一年九月十一日になってニューヨークの事件が発生し、アフガン空爆が十月に開始された。そのとき、このままでは生きて冬を越せない人が一割はいるだろうということで、われわれは食糧配給を実行したわけです。

澤地　ペシャワール会の名前のもと、先生はパキスタンとアフガニスタンで起きた多くのことにかかわられましたね。

中村　大きな事件には遭遇していますね。

澤地　先生は一種の司令塔で、判断し、指示を与える。働いている人は、あの時期のアフガンの深刻な問題のどこかに必ずからんでいて、皆で役に立とうと思って動いているように感じました。

中村　そのとおりですね。

これも、昔の日本人にはあったんでしょう。皆が困っているときに、「危ないけれども、それぐらいのことはせにゃ」という一種の心意気ですね。元気のよさ、モラル。

あの頃、9・11が起きて、イスラム教徒に対する世界的な非難の目が集中します。まるで世界中が、イスラム教徒であることが罪悪の一つであるように。そんな風潮がワッと広がって、現地は気落ちしていたということもあるんですね。そこに、命が大事だということで、「食料を送れ」という指示を出したら、皆、喜んで来ましたね。

縁の下の力持ち

現地生活二十五年のうち、はじめの七年間は、妻子を伴ってのものだった。中村医師は私生活をほとんど語らない。しかし、幼い子どもを抱えて未知の社会での生活は、夫人にとって容易ならないものであったと思われる。

『アフガニスタンの診療所から』によると、一九七九年十二月、結婚間もない夫妻はペシャワールを訪ねる旅をし、カイバル峠まで足をのばした。

「ソ連軍、アフガニスタン進攻」のニュースが追いかけるように届く。だが、この旅は、酷暑の夏ではなかった。「幸か不幸か、よい印象を家内にあたえたようである」という。しかし、夫人から本能のような質問がされた。

「まさかこんな所で生活することはないでしょうね。おもしろそうな所だけど……」

「何をバカな」

と中村医師は打ち消し、笑った。「家内は典型的な日本人主婦で、日本をはなれては生活できないだろうと本人も私も信じきっていたのである」。だが、三年後、ペシャワール・ミッション病院からの日本人医師派遣要請に応ずる成行きとなった。

「あそこはまんざら知らない所でもないから。ほかの所なら別だけど」と平然と述べたのは家内であると医師は書き、「あの旅もまた、現地に導く縁《えにし》のひとつであった」と回想している。

七年の間に、二人だった子どもは五人になった。双子の次男、三女が生まれるときは、夫妻は大牟田と現地で別居生活になっている。それまで夫としての医師は、日本で出産する妻と子を送って来、また迎えにくるのを当然とした。頼り甲斐のある男性であったと思える。

現地で子どもたちが学齢に達したとき、ウルドゥ語のペシャワールの小学校で学ぶ。日本で考えられる子どもの風景、商店やオモチャ屋などと縁のない生活に、一家はよく耐えた。おのずからのたのしみを見出して、屈託のない明るい家庭であったと喜多さんは言う。

中村医師の「家内は動揺しない人ですね。諦めがいい」というひかえめな評は、喜多さんが語った夫人の「肝っ玉」の大きさに通じそうである。

夫人の献身について中村医師が語ろうとしないのは、この二十五年間、医師の事業に対して公然もしくは半公然の無理解な嘲笑や非難が浴びせられたことと無関係ではあるまい。日本人の善意がペシャワール会を支えてきたのは事実ではあっても、それとは別の厳しい風にさらされているという自覚、過去のさ

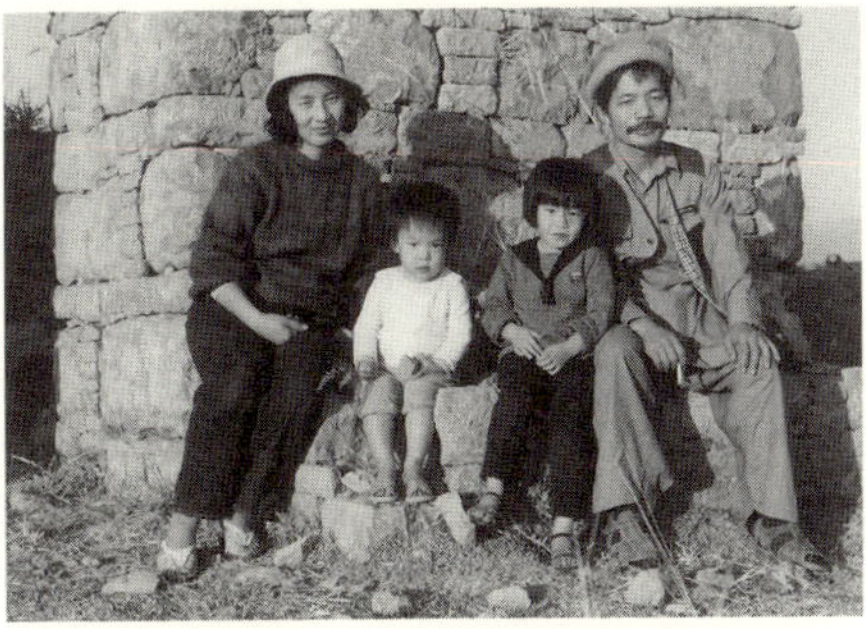

図36 ガンダーラ遺跡を訪れた折の家族写真

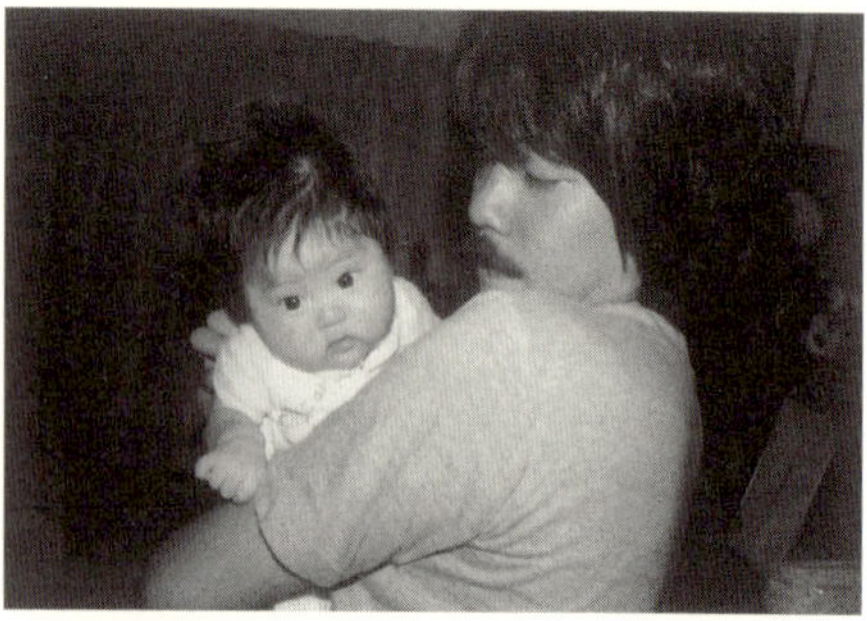

図 37　次女を抱きかかえる中村医師

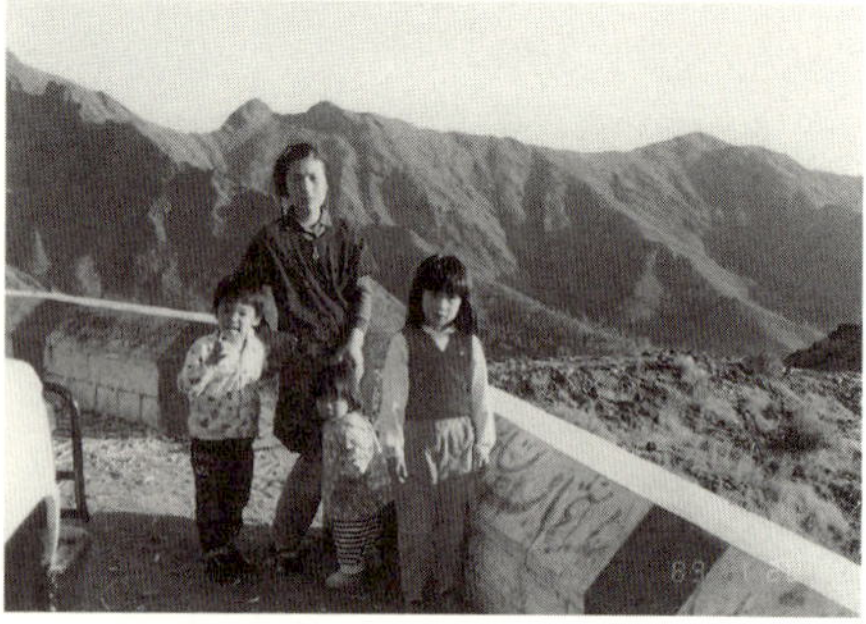

図 38　夫人と 3 人の子どもたち

まざまな体験。十二分に傷ついてもいる人間として、事業に関する以外はいっさい「沈黙」というのが、最善の処し方であったかと思われる。かくて、私生活にふれぬ医師―「絶対に表に出ない女たち」が生れた。

勤務医としての六年が過ぎる頃、医師は目ざすものとのへだたりにあきたらなくなる。独自に現地で役割を果たそうとして、模索と苦悩の日がはじまる。家族の理解とペシャワール会の支援が、中村医師をさらに深い現地とのかかわりへ追い込むことになる。

子どもの教育も限界に来ていた。悩みぬいた末、医師は家族を日本へ送り返すことをきめる。

「私はこれまで、殆ど家族の事を述べなかったが、おそらく誰よりもペシャワールで働いたのは家内で、絶対に表に出たがらない縁の下の力持ちであった。しかし、三人の子どもを抱えて主婦と子供達の日本語教師を兼ねることは限界に近づいていた。遠大な見通しならば、こちらもその積りで無理なく長続きする態勢で臨むべきだと考えられた。『人の心は自分で考えるほど、強くも弱くもない』」

と『ペシャワールにて』には記されている。

中村　うちの家内は、本人がどう思っているかは別として、九州の主婦の見本みたいな、平均値みたいな人間です。特別変わった人間じゃない、普通の主婦です。

澤地　普通の人が実は大変に大きな歴史の裏糸のところでしっかりと生きているんです。その人たちは、自分から「私はこれだけのことをしました」などと言わないです。皆、黙ってます。その人たちがいなかったら、人間の歴史はないと、私は思います。

中村　皆が何を考えているのか、日本人が何を考えているかというのは、家内と話すとよくわかります。これが平均的な日本人の感覚かなと。まっとうな庶民の感覚といいますかね。

一人の父親

二〇〇一年十月、国会での中村医師の証言には、万感のこもると思われる一節がある。「(アフガンが直面する)餓死については、自民党だとか共産党だとか社民党だとか、そういうことではなくて、一人の父親、一人の母親としてお考えになって、私たちの仕事に個人の資格で参加していただきたい」。

訴える「一人の父親」の心中には、不治の病床の愛息の姿があったはずである。確実に生命の期限は近づく。すこしでも遊びにつれてゆき、楽しい思いをさせてやりたい。「代りに命をくれてやっても……」というのが親の思いであった。だが、この父親にその「自由」はない。

二〇〇二年十二月、容態悪化。息子は死の二週間前まで精神状態は正常で、父の顔を見ると「お帰りなさい！」と明るく目を輝かせた。ついに痛みがはじまって、日頃は我慢強い子が七転八倒した。「サリドマイド」は突発性の激痛に対して即効性がある。だが、入手は絶望的に困難だった。ハンセン病末期の痛みの特効薬として現地で使っているクスリである。日本では、それが手に入らない。ようやく手にし、処置のあと激痛はピタリととまる。死の二週間前だった。

十二月二十七日夕刻、昏睡状態に。深夜、呼吸停止、心臓停止。「脳ヘルニアによる延髄圧迫・脳死」と往診の医師立会いで判断した。

「享年十歳、親に似ず優しい聡明な子であった」「翌朝、庭を眺めると、冬枯れの木立の中に一本、小春日の陽光を浴び、輝くような青葉の肉桂の樹が屹立している。死んだ子と同じ樹齢で、生れた頃、野鳥が運んで自生したものらしい。常々、『お前と同じ歳だ』と言ってきたのを思い出して、初めて涙があふれてきた」「バカたれが。親より先に逝く不孝者があるか。見とれ、おまえの弔いはわしが命がけでやる。あの世で待っとれ」（『医者、用水路を拓く』）。

息子を喪って、しばらくはその空白に呆然と日々を過したという。子どもは父親の夢枕にあらわれた。それは、母親の悲しみでもあったであろう。「背後を刀で刺された思いであった」と中村医師は語っている。

澤地　これは、またひどく立ち入った質問になりますけれど、伊藤さんのことがあったあとで、ご夫妻でどんな会話をなさいましたか。奥さま、何とおっしゃいました？

中村　自分も子どもを亡くしてますからね、「同情するしか、何もしてあげられないね」ということでしたね。

澤地　亡くされた息子さんは、先生ご夫妻が四回目の出産で男と女の双生児をさずけられたときの息子さんなのですね。脳の神経の難しい腫瘍で亡くなったんですね。何回か手術なさったんですか。

中村　二回です。

澤地　診断が二〇〇一年六月。それから亡くなるまで、どれぐらい時間があったのですか。

中村　一年と五カ月。

澤地　それしかなかったんですか。非常にけなげに耐えられたそうですね、手術にも。

中村　ええ。ええ。

澤地　八歳と五カ月で発病といったら、ほんの子どもですよね、十歳に満たないで。頭も全部剃られて、開ける手術ですか。

中村　ええ。

澤地　手術は、うまくいったんですか。後遺症もなしですか。

中村　手術はうまくいっても、どうしても運動神経を切らなくちゃいけないので、左の完全麻痺が起きました。

澤地　それは、もう治らないものですか。

中村　ええ。それは死ぬまで治らない。

澤地　運動をつかさどる部分の神経に触らなきゃならなかったんですね。それにも耐えた。

中村　ええ。片手で器用に……。何か作るのが好きでしてね。私も、大工仕事が好きで、机を作ったり、棚を作ったり、本箱を作ったり、しょっちゅう二人で大工仕事をして、それは絶やすことはなかったです。片手でね。プラモデルを買ってきて組み立てるとか、まあ、活動的でしたね。

澤地　非常にものわかりのいいお子さんだったみたいですね。やんちゃも言わないで。

中村　ええ。うちのなかでは、いちばん出来のいい子だったですね。それも、望んでできた男の子だったからですね。

澤地　そうですね。奥さまがもう一人欲しいと思った男のお子さんだった。しかし、病気というのはわからないものですね。なぜ、その病気になったのか、わからないわけですか。

中村　わからないですね。

澤地　治療は外科手術で、取るしかないのですか。

中村　早期発見の場合はですね。うちの場合は、かなり進んでいたので、延命効果と苦痛を和らげるための手術でした。二年生存率がゼロの、神経膠腫というやつです。

澤地　二回手術をしたというのは、取りきれなかったから二回なんですか。

中村　そうですね。残ったところから、また出てくるわけですね。

澤地　癌の特質を表わしていますね。亡くなったときは、心臓へきたんですか。

中村　いや、延髄です。神経膠腫というのは、神経細胞に沿ってずーっと浸潤しながら発育していくんですね。

澤地　それが、ついに延髄を侵したということですか。

中村　ええ。

澤地　痛みはないんですか。

中村　いやぁ、痛いでしょう。脳圧亢進といいますけれども、頭蓋のなかの圧が亢進すると、ひどい頭痛が起きてくるんです。それで、その痛みでずいぶん苦しんでいました。

澤地　苦しかったでしょうね。そのときに、父親としては、病気の前途は見えているわけだし、できればそばにいてやりたいと思われただろうと思うんですけれども。

中村　ええ。

澤地　助けてやれないとわかっている子どもに、せめて一緒にいてやりたいのが人情だけれど、先生は思うようには帰っていらっしゃれなかったのですね。

中村　あの頃、9・11で世界中がガタガタで、その上大干ばつが来ていた。

澤地　ペシャワール会は、空襲下に命がけで食糧をはこばれていた。

中村　食糧の配給で、いちばん忙しい時期ですね。日本に帰っても講演して歩いて。あのときは、そんなことをしてまで、募金を集めなければならないのかと思いました。休めなかった。

澤地　誰が先生の休みをきめるのですか。

中村　会の事務局です。

澤地　息子さんが絶望的であることは、わかっているわけでしょう。

中村　ええ。

澤地　それでも、「ついていてあげなさい」とは言わない。

中村　「大変ですね」とは言うけれどもね。

澤地　「大変ですね」という言葉には、何も内容がないじゃありませんか。

中村　しかし、あの事情の中では仕方がなかった。六カ月の間、行ったり来たりしました。だけど、もうすぐ死ぬ、「もう駄目だろう」というときに、「頼むから一カ月ぐらい休みをくれ。理由はわかってるでしょう」と言えば、誰も何も言えなかったです。

澤地　じゃあ、最後の一カ月は付き添えた？　それは、病院にいるときですか。家に帰ってきて？

中村　病院での死に方というのは、だいたいわかっているので……。

澤地　うちへ連れて帰られた？

中村　ええ。

澤地　医者のお父さんがいれば、それ以上のことはないですものね。

中村　最後の一カ月は、ずっとおったんです。息子はほぼ寝たきり。寝たきりだけど、頭はしっかりしていました。だから、よけいに苦痛なんですね。

澤地　苦しいとか、痛いとか、助けてとか言いませんでした？

中村　言わなかったですね。

澤地　よく辛抱しましたね。

中村　そこが子どもらしくないところで、気を遣うんですよ、世話してくれる人に。周りが気を遣っていると。こちらが「あと何カ月もつだろうか」と心配していると、それを察するわけですね。子どもって、案外敏感だから。

澤地　敏感ですからねぇ。

中村　人間は、いっぺんは死ぬからって言いましたよ。

澤地　十歳で、そんなことを言うんですか。

中村　あの子が言ったんですよ。

澤地　つまりは、慰めてくれてるんですね。

中村　うん、そうでしょう。

澤地　自分を納得させるということよりもね。

中村　本人は、もう諦めるというか、受け容れていたんでしょうね。そうとしか思えない。ある程度子どもだましは通用しますけど、それは一時的なもので、あとは何事もなかったかのごとく接する以外、ないわけですね。

澤地 このお子さんたち二人が生まれたのは、九二年ですか。

中村 九二年です。

澤地 何月生まれですか。

中村 十二月。

澤地 そして、二〇〇二年の何月に亡くなったんですか。

中村 二〇〇二年の十二月。

澤地 十二月に生まれて、十二月に亡くなったんですか。

中村 だったと思います。ちょうど十歳でした。

澤地 小学校四年生ですか。

中村 ごめんなさい。四月一日生まれです。

澤地 先生の、いままでの人生のなかに、「生涯忘れられないクリスマス」というのがありますよね。これは、自分の患者さんの苦しみの問題だけれども、そのほかに、「あれは自分にとって厳しかったな」というのは、この坊ちゃんが亡くなったことですか。

中村 そうです。

澤地 あいつぐ敬愛する先輩や親友の死、そしてお母さんと育てのお姉さんが亡くなった。おつらかったろうと思いますけれど、小さな子を失うというのは、比べようもないことですね。

中村 それも、全面的に親に寄り添って生きていく年齢なので。これが二十歳だとか、十七、八であれば、また違った感情になっていたでしょう。

澤地 その人なりの世界をもってるから、なんとか紛らしようがあるかも知れませんが、八歳の発病なんて、判断する力もなにもないような「いとけない」年ごろですものね。

中村 昔は、子どもの死亡率が高かったので、たいてい、いま百歳以上の人になれば、自分の子どもを病死させた経験をもっているわけですね。多産でしたので、むしろ、子どもを亡くした経験のない母親は少なかったんですよ。

澤地 そうですね。二人、三人失っていますよね。赤ちゃんのときとか、かぞえの三歳で疫痢とかね。

中村 そんな人たちは知ってるんですね。大人になって死ぬならともかく、それだって悲しいけれども、特に小さい子を失うのは耐えられないということを。

澤地 先生が呆然として、空白の日々を過すという、滅多にない痛苦を受けられたこと、よくわかります。

中村 この頃はEメールという便利なものがあって、これが時々通じるんですよ。アドレスを書きましょう。これは、子どもが面白がってつけたんです。

澤地 tecchan（テッチャン）ではじまる（笑）。どのお子さんがつけたんですか。

中村 死んだ子がつけたんです。うちは、皆、取り得はないんですが、ほがらかで、くよくよしないというのが特徴です(笑)。

澤地　先生は、体重はどのくらいおありですか。

中村　五十六キロです。

澤地　すみません。なんでも伺いたいのです。

アフガンの再生

澤地　一九八三年のペシャワール会発足当時、先生は現地調査のため山岳地帯を一人で一生懸命動き回って、過労から急性肝炎になられた。わずかのあいだに十キロ体重が落ちたということですね。

中村　ええ、あのときは、ほんとうにものが食べられなくて、びっくりするぐらい痩せましたね。

澤地　黄疸も出ました?

中村　ええ。

澤地　日本の大使館へは、誰が通報したんでしょう。

中村　誰でしょうかねぇ。現地食を受け付けなくて、中華料理屋に行ったのを覚えてるんですよ。そこで、パキスタンの日本大使館の人が来て私を見たのかもしれない。

澤地　病気であると? 急性肝炎になったら、中華料理なんか食べられないでしょう。

中村　うん。それでも、薬と思って無理に食べた。

澤地　でも、大使館から迎えが来たのにはびっくりされたでしょうね。医師なのに病気の自覚がおありにならない（笑）。

中村　あの頃は、全体がのんびりしてました。ツーリストも少ないし、来るといえば山岳会の人か、発掘調査隊かのどちらかだったので、日本大使館も、定年まぎわの、のんびりした人の集まりのようで、家族的な人のいい人がわりと多かったですね。それで、ずいぶんと厄介になりました。

澤地　いま、ペシャワール会の財政問題はどうなんですか。

中村　今度ばかりは、私がいないと水路が完成しないので、財政が傾いたら傾いたで、それだけの仕事をすればいいわけです。ただ、水路を完成させるには、私が、少なくとも今年の夏ぐらいまで頑張らないとできないだろうと。で、大金が要るのは、それまでじゃないかと思います。あとは、募金の多寡にかかわらず、多ければそれだけの仕事をし、少なければそれなりの仕事をすればいい。それでいいと思いますね。

ただ、組織を中心に動くということだけは、私は嫌なので、ペシャワール会を守るために継続するとか、しないとかは考えません。

澤地　ずっとこのまま、一人勤務になりそうですか。

中村　むこう一年ぐらいは、仕方がないと思うんですね。日本人の反応を見て。若い人がまた死んだらクソミソに言われるのは、わかりきっているので、そんなことに神経を使うより、私は一人で静かにやりたいです。

澤地　それに、親たちが出しませんね。若い人が行くと言ってもね。

中村　日本人は、いつからこんなに弱虫になったのかと思う。日本はいっぺん終息させて、立ち直ったほうがいいんじゃないかと思うくらいで……。自分がしたことでその一端が、希望があるということが、若い人たちに伝わればいい。日本という国家におもねる気持ちはぜんぜんありません。

澤地　事情が好転して、復興資金や人員がアフガンの人々の求める生活支援にまわされて……ということになったら、水路は、三次ではなくて、四次も、五次も別なところにも……と夢としてはお考えですよね。

中村　それは、私が長生きして、お金もあり、ということであれば、水利施設はつくっても、つくっても……。

澤地　水を確保できれば、アフガンは再生できますね。

中村　そうです。

澤地　確実にね。

中村　絶対にしますね。そりゃ、欲深い人も中にはいますけれども、一般の、九十九パーセントの素朴なアフガンの庶民は、家族が仲良く、自分の故郷で暮らせること、一緒におれること、三度のご飯に事欠かないこと、これ以上の望みをもつ人は、ごく稀ですよ。

その基本的な要求が満たされないがために、米軍の傭兵になったり、軍閥の傭兵になったりして、骨肉争うというような状態。これに、皆、嫌気がさしてきている。あの傀儡政権のカルザイ大統領が、米国に抵抗しているというのは、そういうことですね。

澤地　各地方に、かなりの武力をもった軍閥というか、グループがあるわけでしょう。その問題は、どういうふうに考えたらいいんですか。

中村　それは、軍閥の定義がまた問題。地域の豪族に近いものから、明らかにロシアや米国の援助を受けて成り立っている軍閥など、いろいろあるんですね。彼らは、タリバン政権時代には小さくなっていたのが出てきた。やはり最終的には、旧タリバンとはいわないまでも、タリバン的な政権が出現して、統合されていくというのが、自然な姿だと思います。

タリバン自身も、いまは一軍閥になっているような状態です(笑)。ただ、彼らの特質というのは、アフガン的なものに根ざしているので、これは切っても、切っても、トカゲのしっぽ。アフガン人を、全員抹殺しないかぎり、タリバン勢力の根は切れないでしょうし、また、切る必要があるかということですね。

運命にみちびかれて

高山と昆虫に魅せられた青年医師は、いつか引き返せない人生に踏み入っていた。ヒンズークシュ山塊、その最高峰ティリチ・ミールの白銀にきらめく山容をはじめて目にしたとき、中村哲医師のつぎの人生の扉は開いたかのように。

両親からひきつがれた心がけ、「人の役に立つ人間」であることへのゆるがぬ意志。

登山会の同行医師として、医療の手のまったく届かぬ山岳地帯に住む人たちに出会い、救いを求める手をふりきって山をおりねばならなかった。尽くしても尽くしても、うしろめたい自責の念が中村医師の心に住みつく。その思いに終りはなかった。

見捨てられ、生きのびる手段のないハンセン病患者の治療。特に患者の多い山岳地方へ医療チームとして山をよじ登り、持参した薬とできる手当のすべてを注ぎこむ。噂を聞いた離れた村から、数日がかりで歩いてくるのは、「われわれの村へも来てほしい」という請願者である。

「いまは薬も切れた。このつぎに」

と言われて、去ってゆく老人の寂しいうしろ姿が、中村医師の記憶から消えることはない。

ソ連軍侵入、アフガン人の抵抗、ついで内戦、さらには米英軍の爆撃と対するテロ、戦火がおびやかしつづけるアフガニスタンの激動を、中村医師は生き証人としてそのかたわらで生きてきた。米軍ヘリコプターの標的にされたこともあり、命の危険は常にすぐそばにあった。

さらに戦火に荒れた土地へ、史上空前の大干ばつが襲う。農地を失った農民たちは、飢餓の線上をさまよう。不十分な栄養、きたない飲み水によって多発した赤痢、腸チフスをふくむ腸管感染症。つまりはひどい下痢であろう。衰えたわが子を抱いて、はるばる歩いて病院へ着き、診察の順番を待つ時間に、その母の腕の中で息絶える子どももあった。

医学の恩沢から完全に見捨てられている村々を歩き、直接わが手でふれ、わが目で惨状を確かめた中村医師は、一歩一歩、アフガン難民の窮状に寄りそってゆく。ついには白衣と聴診器を手放し、「百の診療所より一本の水路を」と現場で陣頭指揮をとるに至る。現状と向き合い、答を出そうと努めた日々のかさなりが、二十五年になった。

ペシャワール赴任のとき、長くて二期六年間の滞在を予想していたのであり、中村医師自身、予期せぬ人生と出合っている。

現地でのボランティア活動志願の日本人は男女を含め、若くてまったく農業に未熟な若者がいる一方、農業指導や専門職で他国に献身してきた老練のベテランもいた。みんな無償の奉仕である。ヒロイズムや単なる自己満足では長期間のボランティアはつづかない。電気もなく、水道の設備もなく、英語はもとより、ウルドゥ語、パシュトゥ語、ペルシャ語の習得も、現地の人とともに働くべく欠かすわけにはゆかない。さらには、現地での体験が、そのあとに約束する恩典は、具体的にはない。ボランティア活動とは、自己犠牲の対価としてもたらされる心の平安のように思われる。

ハンセン病に対する嫌悪や恐怖は、根拠のない歴史的偏見とはいえ、日本人の心の底にいつの間にか住みついている。

ハンセン病診療第一号の患者の「しぶき」を受け、中村医師さえ、感染の可能性を先輩医師にただした。おそらく医学の知識にも乏しく、この病気に対する先入観から自由でなかったと思われる人びとが、ペシャワール会の初期、よくハンセン病診療所で献身的な活動ができたと感心させられる。これは、実際の体験が既成の観念や偏見を変えていった雄弁なあかし、実例ではないだろうか。

「タリバン」は9・11以後は、一部の人たちにとって、悪の代名詞以上の憎むべく「抹殺すべき」人間の名称となった。

政治家、そしてマスメディアの留保なしの判定にはすさまじいものがあったと思う。

アフガンの人たちの一部は、異国軍の暴力に対して、テロ行為による報復をおこなった。ソ連軍兵士に対して、米英軍兵士に対して。あるいは異国軍の加担者であるとみなした人たちに対して。

厄除けめいて日の丸を車のボディに描いてきた中村医師たちは、日の丸が危険防止の方法たり得ない状況に立ちいたったとき、日の丸とJAPANの文字を消す。自衛隊のアフガン介入の予測によって、日本人ボランティアの安全性はいちじるしくおびやかされるに至ったのだ。

無人機爆撃をふくむ攻撃に対して、爆発するアフガニスタン人の憤りは、どんな事態を生むのだろうか。

マドラッサが完成し、回復した農地へもどってきた家族の子どもたちのために、二〇〇九年五月十一日に仮の開校式があった。

子どもらしい笑顔が並び、子どもたちが「野原」で摘んできた花束をおくられ、花を両手にかかえた中村医師ははにかみ笑いをしている。親を喪った子たちの寄宿舎もある。問題は一つ前へすすんだ。この学校で宗教を教えられ、文字を知り、人としてのたしなみを身につけてゆくのだ。

この日、「死の谷」と昔からよばれてきたガンベリ沙漠に用水路建設はさしかかっていた。

ダンプカー三十五台、ショベルカー八台、ローダー四台、舗装用ローラー四台という屈強な道具と、六百人前後の働き手。現地職員はいるが、日本人は中村医師一人。

二〇〇九年八月三日、二十四・三キロの水路開通。マルワリード(真珠の意)用水路は、六年五ヵ月の日数をかけ、ついに貫通した。

報告講演会のために帰国した中村先生の控室へ強引に入りこんだのは、九月十九日の夜。講演のはじまる前だった。

「おめでとうございます」と言って、つづけて問うた。「これからどんな作業をつづけられるのですか?」

「いや、いまはまず開墾をやっています」

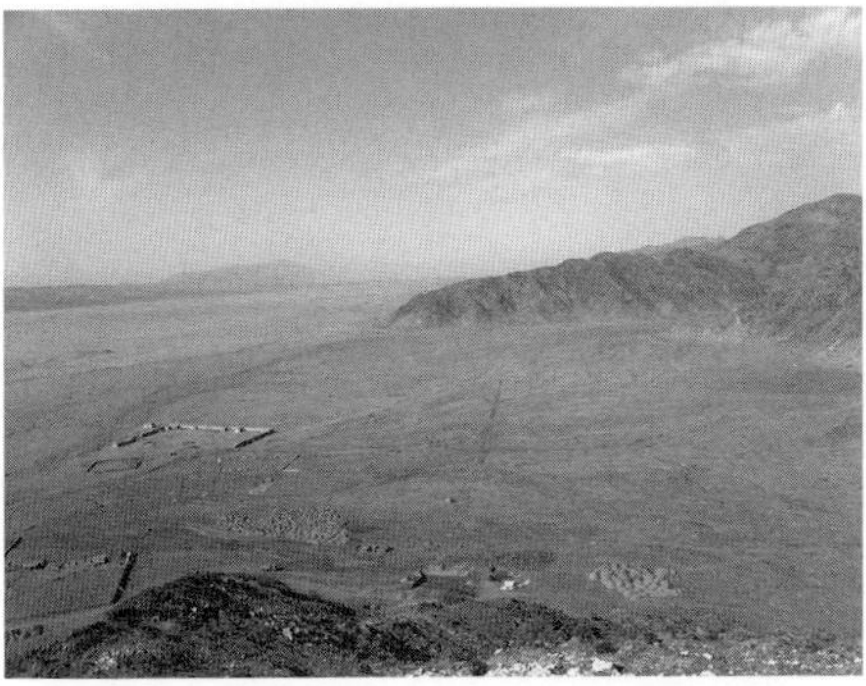
図 39　荒野のガンベリ沙漠(横断用水路掘削前，2008 年)

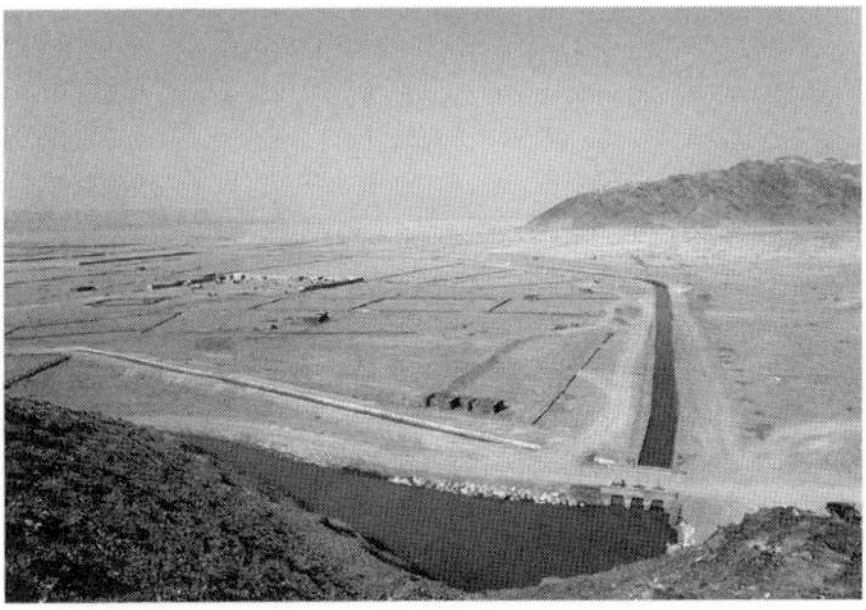
図 40　ガンベリ沙漠横断用水路通水後の様子(2009 年)

捨てられていた大地は、水が来ただけで万事解決ではない。それは日本の休耕田の蘇生がほとんど希望なしというくらい荒れてかたい大地と化すことからも想像できる。

「水路の土手の補修もやらなきゃならないし、まだまだこれから」

肩の荷をおろしたであろう中村医師は、別に興奮も気負いもせず、現地に一人でのこるこれからの仕事の展望に頭はいっぱいの感じだった。

最新の現地報告映像を見ていて気がついたが、埃っぽい大地を身軽に歩いていた医師は、歩をゆるめ、腰を手でとんとんと叩いた。はじめて見た。

腰も痛いはずである。聴診器の何十倍か何百倍という大きさと重さの機械を操縦し、現地スタッフと働き手たちをまとめあげて一日一日が過ぎてゆく。ときには重い蛇籠に手をかける姿もある。医療の仕事も待っている。

平和。人間同士の思いやり、理解、いたわりによってつながるいのち。

日本がアメリカにしたがって、「対テロ」戦争参加のための名目として、集団自衛権などと、憲法を骨ぬきにしようとするぎりぎりの時点で、中村医師は武力不要(無用、有害)、丸腰の貢献こそという、アフガン平和復興のモデルを一つ作りあげた。「いのちの水」でよみがえる「復興アフガン」である。

背広にネクタイのきちんとした装いなのだが、この日、洋服がすこしゆるくなったように見えた。痩せるほどの思い、悩みはあっても、身体は痩せてはならない。生きぬいて、希望のあかりを灯しつづけていただきたい。

日本人が技術の進歩と経済繁栄のかわりに失った古来からの自然、人の心のやさしさ、ゆとり、喜び。パシュトゥン族の住む一帯はもとより天国ではない。だが、テロの巣窟ではない。内戦、貧困、教育や医療の遅れの一方に、現代文明に侵される以前の、人間本来の心、安らぎがある。そこに憩いと癒しがあればこそ、中村医師の三十年に近い「苦業」は持続され得たのだと思う。

「時間がかかるのは現地の常ですから、決して焦ることはありません。ご飯を食べるために田植えを始めるようなものです。出来ないことをしようとしているのではありませんので、そのつもりで」(『空爆と「復興」』)。

今回、練馬区での「中村哲先生報告講演会」は、第三次水路「完成」時には来る、と約束したことの実現だった。若い人たちが企画して、きびきびと進行にあたり、スマートで気持がよかった。満員の客席になった。

講演のあと、代表者が壇上にあがり、こもごもに中村医師に質問した。自分になにが出来るだろうか、という質問に医師は答えた。答の意味は、人それぞれであること。なにも出来ないということはなく、「なにをするか」よりも「なにをしてはならないか」であると。アフガンに関心をもってくれる、あるいは祈ってくれるだけでもいい、と心情のこもったすこし疲れた声だった。二十四・三キロの通水路完成、「それは世界で最長の手仕事、手づくりの水路です」と嬉しそうな声が伝わってきた。

ボランティア活動が私たちの社会に定着したのは、この二十年くらいのことではないだろうか。ペシャワール会の現地作業に従事したワーカーの一人に、伊藤和也青年もいた。

現地で現場指導をし、あるいは自ら畠を作る活動のほかに、ペシャワール会の事務局を支えてきた多くのボランティアたちがいる。

会費や若干の寄付を送ると、印刷物の領収書が送られてくる。そこに小さな女文字で謝意が書かれていたりする。八月には「ついに水路が完成しました。喜んで下さい。現地も私たちも喜んでいます。どうぞお体お大事に」と書きこまれた領収書が届いた。

写真でも見た、事務所でニュースの封筒づめなどをするボランティアの女性たち。働く姿に明るさがある。中村医師と思いを共有する人たちをひどく身近かに感じる。名前も知らない。しかしこういう人たちのボランティア参加が、中村哲医師の二十五年を支えてきたのだ。

鳩山内閣は、アフガニスタン復興資金五十億ドル(約四千四百五十億円)の支出を決めた。援助の細目は二〇〇八年十一月、参議院で参考人の力石氏が述べたＪＩＣＡの支援内容とほぼひとしい(一一六—七頁参照)。

正直言って、これはひどく「きれいごと」で現実ばなれの救援策に思える。大干ばつの対応をどうするのか、難民をどのように本来の生活へ戻すのか。つまり、中村医師を現地代表とするペシャワール会の実績は、なにひとつ反映されていない。

ソ連の武力侵入による制圧下で医療活動を展開し、内戦状態、さらには米英軍の空爆と進駐のアフガンで、中村医師たちは仕事をつづけてきた。

貧しい者、病める者に生きてゆく具体的な答をもたらそうと、医療活動は井戸掘りへ、さらに水路建設へと、現実に対応しながら変化し、しかしゆるがずにきた。

その活動で、なによりも重要なことは、きわめて複雑な人間関係のアフガン北東部の一画で受けいれられていることだ。

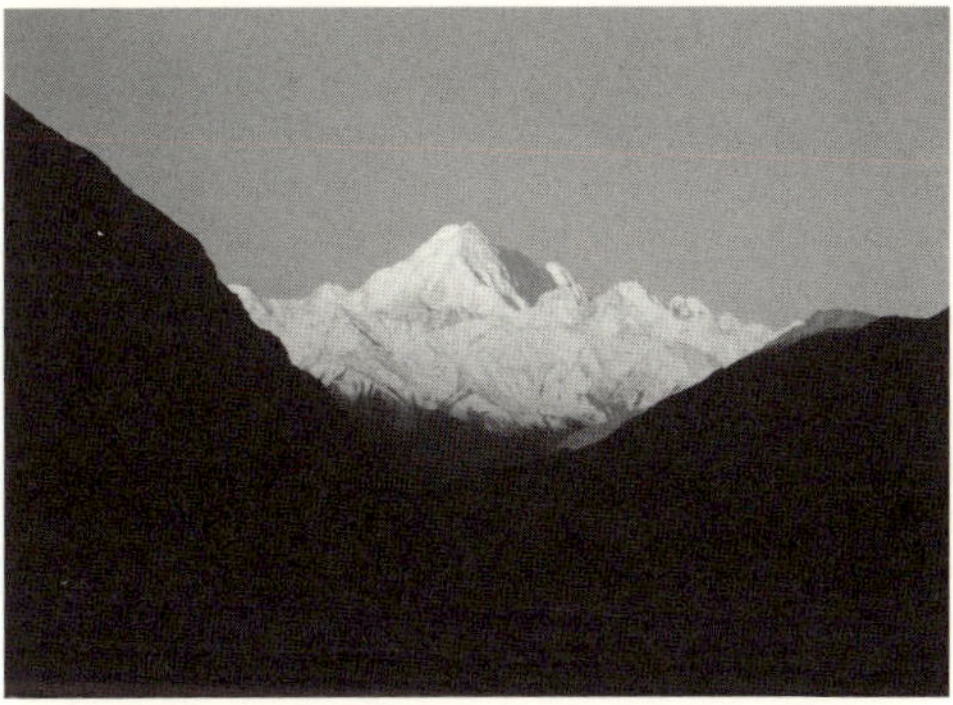

図 41　銀色に光るヒンズークシュ山脈の最高峰ティリチ・ミール

そこには、伊藤青年やアフガン職員の犠牲の一方、中村医師の二十五年に及ぶ地についた実績がある。どうすればアフガニスタンの平和と復興が実現するか、具体的な答がある。

オバマ大統領がどんな方策をとろうとも、日本は日本独自の道を行くべきであり、それが常道というものではないか。中村哲医師は「アフガンには、アジア世界の抱える凡ての矛盾と苦悩がある」と繰り返し語ってきた。さらに、いまでは貧困、戦争と平和の問題のほかに、地球の環境問題についての予言的事態がある。中村医師とペシャワール会の経験と知恵から政治が学ぶべきものは小さくないはず。「百聞は一見に如《し》かず」という。沙漠化したアフガニスタンの大地に、どのように水路が通り、そこにどんな状景が展開されているか、政治家たちは自分の目で確かめてみるべきであろう。

どん底の人たちとの密接なふれあい、多くのボランティアや働き手と生活をともにして、中村医師は無類の「人間好き」になったと思われる。「人は愛すべきものであり、真心は信頼するに足る」という一つの結論を胸に、医師は今日もアフガンの空の下、水路の完成に全力をあげている。

若い人たちへの希望が語られたことを貴重に思う。中村医師は心の鬱屈する日、銀色に光るティリチ・ミールの見える場所に立った。さわやかな風が胸を吹きぬけ、「この苦労なにするものぞ」の思いを味わったという。こういう先達のもとで、ボランティア活動のできる「幸福」を大切に考えたい。

中村医師は、若い人に希望を見出している。

当節ではめずらしい理解者、支持者がここにいる。

練馬の会での質疑のとき、「なぜいまの仕事に?」と青年に問われ、すこし考えてから、「やはり、運命、さだめのようなものを感じます」と医師は答えた。

多くの人との縁《えにし》が、かねてから約束されていたかのように、中村医師を人生の各章へいざない、支え、生きのびさせてきた。恵まれた人生と中村医師は言う。苦労をみせぬごく自然体の人に、私は「巨きな人」を見た。

中村医師が現地の人にまじって、ただ一人の日本人として水路建設にあたるのは、「まずむこう一年……」。事業の終点は、見えない。ボランティアの日本人ワーカーが、一日も早くアフガンで働ける日の来ることを心から願う。

そして、すべての最大前提として、平和よよみがえれと祈りたい。

あとがき

昨夏、水路建設が最後の追い込みに入っていた日々、現地の気温は摂氏五十度を超えたという。苛烈な自然条件下、ふつうなら仕事を休むときに、職員も現地ワーカーも、働くことをやめなかった。達成できる目標が目の前にあり、時間が過ぎるごとに近づいてゆける喜び。こうして水路が通り、水が引かれるあとにくりひろげられる緑の世界を人々はすでに体験している。

中村医師がただ一人の日本人として現地にとどまり、陣頭指揮をとる。働く人たちの報酬をはじめ、現地事業を可能にしているペシャワール会と、そこにつながる人たち。中村医師の活躍は容易ならないものである。

なにか役に立ちたいと考え、こういう一冊をまとめる努力をした。かつての編集者であり、四十年近いノンフィクションの書き手としての自負が、無謀に近いこの試みの底にあったと思う。

しかし、わが誤算、うぬぼれの勘定書きをつきつけられた。精一杯つとめたが、中村先生とペシャワール会の仕事を伝えるべく、魅力的な一冊になり得たかどうか自信はない。素直に皆さんの判定にしたがう。手にあまる桁はずれに大きく、前例のないテーマであった。しかし、一人でも多くの人に受けとめられることを心から願っている。

国連をふくめ、世界各国(米国、とくにオバマ大統領)は、アフガニスタン問題解決への、具体的方策を見失っているかのようだ。日本の国内政治も混沌としているが、大干ばつのもと餓死の危険にさらされるアフガニスタンの一般民衆のための貢献を、真剣に考えてほしい。そのひとつは鳩山内閣がきめた五十億ドルの復興資金を生かして使う道だ。中村先生の仕事に、その答はある。

いま必要なのは、他国の軍事力行使の即時停止、アフガン国内のどの勢力に対しても、武器の供給をしないきびしい節度。混乱はあってもいずれアフガニスタンおのずからの答が出る。

過去の政治の産物である多数難民が日常生活へ、ふるさとへ戻る道。働いて生きてゆける道を切りひらくこと。その最大緊急の前提として、沙漠化した農地に水を引くこと。山岳国家アフガン全土で、農地をとりもどす可能性をさぐる必要があろう。ことはアフガン一国の問題のようだが、おそらく地球環境の未来にもかかわっている。

中村医師と氏を支えた人たちは、マルワリード水路という、小さくても確実な回答を私たちに示し、その保全のために働きつづけている。

一月二十六日の中村先生からのメールに、「アフガンは、今年は体験したことのないような少雨で、しかも積雪がありません。記録的な渇水が迫っています。戦雲が立ち込める中で、最後の大きな事業を完遂したいと思います」とあった。つけくわえる一語もない。

この本には、はじめて家族以外の目にふれる中村先生の貴重な写真がある。火野葦平の三男で従兄弟になる玉井史太郎氏を北九州若松に訪ね、古賀に義兄(亡き姉共子の夫)角田輝男氏を訪ねる旅のなかで、アルバムに貼られた写真を見、貸していただいた。お二人の御懇情に感謝する。

事務局代表福元満治氏をはじめ、ペシャワール会の皆さまのお力添えに心からお礼を申し上げる。掲載の写真は、家族写真のほかは同会の好意によっている。

そして誰よりも、中村哲医師が心をひきさかれるような伊藤青年の死をはさむ時期、追われる時間のなかから絞りとるように、対談の時間を作って下さったこと、不備で不躾な私の質問に答えて下さったことに感謝する。その御健康を案じつつ、この本がすこしでも役立つよう、祈る思いである。

平成二十二年一月二十七日

澤地久枝

あとがきに添えて

澤地久枝さんと言えば、『記録ミッドウェー海戦』などで高名なノンフィクション作家で、遠い存在だと思っていた。それがひょんなことから私とのインタビュー記事をもとに出版をしたいと述べられたのは、二年くらい前のことだったと思う。

本文にもあるように、帰国中の殺人的な講演スケジュールだったので、ゆっくりと語り合う時間は少なかった。だが、岩波書店の高村幸治さんを介して、「若い人への励ましのメッセージだ」と熱心に頼まれて心が動き、快諾した。自分の年齢もある。子を持つ親として、次世代へ何かを伝えたいという気持ちがあった。それがどれだけ口から伝え得たか心もとないが、澤地さんの筆致でよく補われていると思う。

インタビューは帰国中に断続して行われ、改めて「ノンフィクション作家」の凄さを知った。時には「警察の取り調べもここまでは」と思えるほど実際の出来事を熟知された上で行われたのである。参考資料を十分吟味した質問で、いい加減なことは言えなかった。自分の事を述べるとなると、どうしてもわが身にとって都合のいい話となり、正確な自画像を描くのは難しい。よく、「誰も分かってくれない」という不満を耳にする。しかし、では自分の全てが筒抜けになれば良いかといえば、そうではない。結局都合のいいところだけ分かってもらいたいのだ。そういう意味で、直截な表現で誤解も生もうが、よく自分の気持ちと考えがありのままに出ていると思う。

アフガニスタンは日本人にとって最も解りにくい国の一つである。様々な意見や解釈が飛び交い、実像をつかみにくい。いわば「情報の密室」である。しかし、今アフガニスタンで進行している出来事は、やがて全世界を巻き込む破局の入り口にすぎない。

私は九州と東部アフガンしか知らない田舎者である。人は自分が生きた時代と地域の精神的な気流の中でしか、言葉を発することができない。だが、どんな小さな村や町も、世界の歴史の反映ではある。二十五年前、遠いお伽の国の話だと思っていたことが、一人の日本人としてこれほど身近になったことはなかった。世界中で「グローバル化」の功罪がささやかれるが、その不幸な余波をまともに受け続けているのが、この国である。「アフガニスタン」は、良きにつけ悪しきにつけ、一つの時代の終焉と私たちの将来を暗示している。

「破局」といえば響きが悪いが、それで人間の幸せが奪われる訳ではない。人間もまた自然の一部である。ヒンズークシュの壮大な山並みと悠然たる時の流れは、より大きな目で人の世界の営みを眺めさせてくれる。時と場所を超え、変わらないものは変わらない。おそらく、縄文の昔から現在に至るまで、そうであろう。私たちもまた時代の迷信から自由ではない。分を超えた「権威ある声」や、自分を見失わせる享楽の手段に事欠かない。世界を覆う不安の運動——戦争であれ何かの流行であれ

——に惑わされてはならない。

もし現地活動に何かの意義を見出すとすれば、確実に人間の実体に肉迫する何ものかであり、単なる国際協力ではなく、私たち自身の将来に益するところがあると思っている。人として最後まで守るべきものは何か、尊ぶべきものは何か、示唆するところを汲んでいただければ幸いである。

辛抱強く「取材」を続け、労をとられた澤地さんと高村さん、そして見えぬところで現地活動を支えている全ての日本の方々に感謝いたします。

平成二十二年一月二十九日　ジャララバードにて

中村　哲

中村哲医師の著書（刊行順）

『ペシャワールにて――癩そしてアフガン難民』一九八九年、石風社
『アフガニスタンの診療所から』一九九三年、筑摩書房
『ダラエ・ヌールへの道――アフガン難民とともに』一九九三年、石風社
『医は国境を越えて』一九九九年、石風社
『医者井戸を掘る――アフガン旱魃との闘い』二〇〇一年、石風社
『ほんとうのアフガニスタン』二〇〇二年、光文社
『中村哲さん講演録　平和の井戸を掘る――アフガニスタンからの報告』二〇〇二年、ピースウォーク京都
『辺境で診る　辺境から見る』二〇〇三年、石風社
『医者よ、信念はいらない　まず命を救え！』二〇〇三年、羊土社
『空爆と「復興」――アフガン最前線報告』二〇〇四年、石風社
『アフガニスタン・命の水を求めて――ある日本人医師の苦闘』（ＮＨＫ教育テレビ　知るを楽しむ　この人
　この世界　テキスト）二〇〇六年、日本放送出版協会
『アフガニスタンで考える――国際貢献と憲法九条』二〇〇六年、岩波書店
『丸腰のボランティア――すべて現場から学んだ』二〇〇六年、石風社
『医者、用水路を拓く――アフガンの大地から世界の虚構に挑む』二〇〇七年、石風社

中村医師関連の著作等

『アフガンに命の水を――ペシャワール会二六年目の闘い』（語り　菅原文太）（ＤＶＤ）二〇〇九年、日本電波

ニュース社
『アフガニスタンの大地とともに――伊藤和也　遺稿・追悼文集』二〇〇九年、石風社
『伏流の思考――私のアフガン・ノート』福元満治著、二〇〇四年、石風社
『なぜ医師たちは行くのか?――国際医療ボランティアガイド』吉田敬三編、二〇〇三年、羊土社
『アフガン　乾いた大地――戦火の中の民』丸山直樹著、二〇〇二年、日本放送出版協会
『ドクター・サーブ――中村　哲の一五年』丸山直樹著、二〇〇一年、石風社

人は愛するに足り、真心は信ずるに足る
—アフガンとの約束

2010年2月24日　第1刷発行
2020年3月13日　第22刷発行

著　者　中村《なかむら》　哲《てつ》・(聞き手)澤地久枝《さわちひさえ》

発行者　岡本　厚

発行所　株式会社　岩波書店
〒101-8002 東京都千代田区一ツ橋2-5-5
電話案内 03-5210-4000
https://www.iwanami.co.jp/

印刷・法令印刷　カバー・半七印刷　製本・牧製本

ISBN 978-4-00-024501-2　Printed in Japan